Ludwig Janus
Geburt

Viele Begriffe, die wir aus der Psychoanalyse kennen, blicken auf eine lange Geschichte zurück und waren zum Teil schon vor Freuds Zeit ein Thema. Einige Begriffe haben längst den Weg aus der Fachwelt hinaus in die Umgangssprache gefunden. Alle diese Begriffe stellen heute nicht nur für die Psychoanalyse, sondern auch für andere Therapieschulen zentrale Bezugspunkte dar.

Die Reihe »Analyse der Psyche und Psychotherapie« greift grundlegende Konzepte und Begrifflichkeiten der Psychoanalyse auf und thematisiert deren jeweilige Bedeutung für und ihre Verwendung in der Therapie. Jeder Band vermittelt in knapper und kompetenter Form das Basiswissen zu einem zentralen Gegenstand, indem seine historische Entwicklung nachgezeichnet und er auf dem neuesten Stand der wissenschaftlichen Diskussion erläutert wird.

Alle Autoren sind ausgewiesene Fachleute auf ihrem Gebiet und können aus ihren langjährigen Erfahrungen in Klinik, Forschung und Lehre schöpfen. Die Reihe richtet sich in erster Linie an Psychotherapeuten aller Schulen, aber auch an Studierende in Universität und Therapieausbildung.

Unter anderem sind folgende Themenschwerpunkte in Planung:
Selbstverletzung | Borderline-Störungen | Sucht | Hypochondrie | Depression | Triangulierung | Magersucht | Übertragung/Gegenübertragung | Adoleszenz | Mentalisierung

Bereits erschienen sind:
Band 1 Mathias Hirsch: Trauma. 2011.
Band 2 Günter Gödde, Michael B. Buchholz: Unbewusstes. 2011.
Band 3 Wolfgang Berner: Perversion. 2011.
Band 4 Hans Sohni: Geschwisterdynamik. 2011.
Band 5 Joachim Küchenhoff: Psychose. 2012.
Band 6 Benigna Gerisch: Suizidalität. 2012.
Band 7 Jens L. Tiedemann: Scham. 2013.
Band 8 Ilka Quindeau: Sexualität. 2014.
Band 9 Angelika Ebrecht-Laermann: Angst. 2014.
Band 10 Hans-Dieter König: Affekte. 2014.
Band 11 Bernhard Strauß: Bindung. 2014.

Band 12 **Analyse der Psyche und Psychotherapie**

Ludwig Janus

Geburt

Psychosozial-Verlag

Bibliografische Information der Deutschen Nationalbibliothek
Die Deutsche Nationalbibliothek verzeichnet diese Publikation in der Deutschen Nationalbibliografie; detaillierte bibliografische Daten sind im Internet über http://dnb.d-nb.de abrufbar.

Originalausgabe

Walltorstr. 10, D-35390 Gießen
Fon: 06 41 - 96 99 78 - 18; Fax: 06 41 - 96 99 78 - 19
E-Mail: info@psychosozial-verlag.de
www.psychosozial-verlag.de

Umschlaggestaltung und Satz: Hanspeter Ludwig, Wetzlar
www.imaginary-world.de
Druck: CPI books GmbH, Leck
Printed in Germany

MIX
Papier aus verantwortungsvollen Quellen
FSC® C083411

ISBN 978-3-8379-2241-7

Inhalt

Vorwort

Knapp hundert Jahre nach dem Erscheinen des epochalen Werkes *Das Trauma der Geburt* von Otto Rank erscheint in einem psychoanalytischen Verlag wieder ein Buch zum Thema »Geburt«. Rank war einer der wichtigsten Psychoanalytiker der ersten Generation: Freuds Sekretär, unentbehrlicher Mitarbeiter bei der Herausgabe der Zeitschriften und kreativer Autor, insbesondere in Bezug auf die Anwendung psychoanalytischer Perspektiven in den Geisteswissenschaften und auf das Verständnis von Kunst. In der therapeutischen Situation beobachtete er die Wiederbelebung von traumatischen Aspekten der Geburt und entdeckte dadurch die Erlebnisbedeutung der Geburt. Das Erleben einer ersten Trennung und die daraus folgende Sehnsucht nach einer Rückkehr in die verlorene Mutterleibswelt standen im Vordergrund seiner Aufmerksamkeit.

Das Thema der frühen vorsprachlichen Erfahrung mit der Mutter erwies sich jedoch für den damals vaterorientierten Rahmen der Psychoanalyse als sehr explosiv. Trotz der intensiven Bemühungen Ranks, dem Thema im Rahmen einer erweiterten Psychoanalyse einen Platz zu geben, kam es zu einer Dissoziation der Tradition in diesem Bereich. Dabei hatte Rank den Rahmen einer um die Thematik der frühen Mutter erweiterten Psychoanalyse durch die Publikation einer entsprechenden Entwicklungspsychologie (*Grundzüge einer genetischen Psychologie*, 1927) und einer *Technik der Psychoanalyse* (1926, 1927, 1931) in einer reflexiven Weise dargestellt und umrissen, ebenso die kulturpsychologischen Anwendungen der neuen Gesichtspunkte in *Seelenglaube und Psychologie* (1930) sowie *Kunst und Künstler* (1932).

Doch traf das Thema der frühen Mutter auch einen Nerv der neuen Zeit und wurde darum von Einzelnen intensiv weiterverfolgt, wie ich in meinem Buch *Die Psychoanalyse der vorgeburtlichen Lebenszeit und der Geburt* (2000) dargestellt habe, sodass in den vergangenen fast hundert Jahren in verschiedenen Traditionslinien ein reiches Wissen erarbeitet wurde, das bisher eben wegen der erwähnten dissoziativ geprägten Forschungswege noch nicht zusammenfassend dargestellt wurde. Dies soll nun in dem vorliegenden Buch geschehen.

Wurde die Geburt bis zu Rank als ein im Wesentlichen naturhaftes Ereignis gesehen, ist heute auch die seelische Dimension gleichwertig erschlossen. Die Geburt ist ein elementares psychobiologisches Geschehen, das zwar auch traumatische Aspekte hat, deren komplexe individualpsychologische und kollektivpsychologische Bedeutung aber weit darüber hinausgeht. Diese Vertiefungen und Erweiterungen unseres Wissens, die durch etliche konkrete Beispiele erläutert werden, sind letztlich eine erstaunliche Bestätigung der Beobachtungen und Überlegungen von Otto Rank und sind ein weiteres Thema des Buches. Vor diesem Hintergrund wird es möglich sein, am Ende auch ganz konkrete Hinweise und Ratschläge für die psychotherapeutische Praxis zu geben.

Dossenheim, im Herbst 2014
Ludwig Janus

Einleitung

Die Einfühlung ins Vorsprachliche

Die Geburt als das Überwechseln von der vor- in die nachgeburtliche Welt ist im Leben eines jeden Menschen eine große Transformationserfahrung. Die Erlebnisbedeutung der Geburt wurde erstmals 1924 durch den Psychoanalytiker Otto Rank erschlossen. Im selben Jahr hatte auch der noch ganz junge Analytiker Gustav Hans Graber ähnliche Überlegungen aufgestellt. Beide hatten nämlich die Beobachtung gemacht, dass manche neurotischen und psychosomatischen Symptome ihrer Patientinnen und Patienten einen Bezug zu traumatischen Aspekten von deren Geburt zeigten. Bis dahin stand die Geburt nur schlicht für den Lebensanfang. Dass die Geburt selbst aber von jedem auf einer affektiven Ebene erlebt wird, befand sich noch außerhalb des Wahrnehmungshorizonts.

Im Laufe der letzten zwei Jahrhunderte hat sich ein zunehmendes Gefühl für die Bedeutung der eigenen Lebensgeschichte entwickelt und damit auch in den letzten Jahrzehnten für die Bedeutung der vorsprachlichen Zeit und damit ebenso der Zeit vor und während der Geburt. Aus vielen Beobachtungen in psychotherapeutischen Behandlungen und vielen Selbsterfahrungen von Therapeutinnen und Therapeuten ist heute eine recht detaillierte Beschreibung der verschiedenen Facetten des Geburtserlebens möglich.

Um die beschriebenen Erfahrungen nachvollziehen zu können, ist es sinnvoll, den »Entdeckungsweg« des Geburtserlebens in einzelnen Schritten nachzuzeichnen, um damit ein Gespür für die vorsprachliche Erlebensebene zu erarbeiten. Dazu ist es wiederum erforderlich, auch den jeweiligen Zeitgeist und seine Veränderungen mitzubetrachten. Denn die Entdeckungsgeschichte des Geburtserlebens vollzieht sich in Wechselwirkung mit einer Zunahme an Empathie und innerer Steuerungsfähigkeit beziehungsweise verbesserter Affektregulation in unseren Gesellschaften in den letzten hundert Jahren.

Das lässt sich an den Veränderungen im Umgang mit Kindern und insbesondere Säuglingen verdeutlichen. In heute kaum nachvollziehbarer Weise sind Kinder noch bis in die Mitte des 20. Jahrhunderts hinein selbstverständlich geschlagen und »züchtigend« reglementiert worden. Aufgrund einer beschränkten Fähigkeit zur emotionalen Selbstregulation waren die Erwachsenen gezwungen, ihre Irritation durch das so andere Erleben der Kinder in dieser gewalttätigen Weise auszuleben. Die Bedürfnisse der Kinder hatten gegenüber den Bedürfnissen der Erwachsenen zurückzustehen. Weil sie selbst als Kinder in ihren Bedürfnissen unterdrückt worden waren, hatten sie nicht den Spielraum, die Bedürfnisse ihrer eigenen Kinder stärker zuzulassen. Das spiegelte einen Zeitgeist wider, in dem die Erwachsenen selbstverständlich der Obrigkeit gegenüber ihre Bedürfnisse zurückstellten, ohne dies zu bemerken oder kritisch zu reflektieren.

Mit vielleicht noch weniger Einfühlung ging man bis in die siebziger Jahre des vergangenen Jahrhunderts mit den Neugeborenen und Säuglingen um, trennte sie rigoros nach der Geburt von den Müttern und ließ sie bis zur Erschöpfung schreien.

Dann kam es zu einem grundlegenden Wandel. Die Beziehungsbedürfnisse des Kindes wurden stärker wahrgenommen. So konnten dann auch traumatische Aspekte der Geburt als für das Erleben des Kindes bedeutsam anerkannt werden. Das Buch *Der sanfte Weg ins Leben* von Frédérick Leboyer (1974) bedeutete einen Markstein, ebenso wie die Anerkennung der Bindungsbedürfnisse durch die Untersuchungen zur Bedeutung der frühen Mutter-Kind-Bindung von Marshall Klaus und John Kennell (1983).

Die Zunahme der Einfühlungsfähigkeit in der Gesellschaft zeigte auch die allgemeine Anerkennung der Bedeutung der frühen Bindung, wie sie durch die Forschungen John Bowlbys erschlossen wurde, und der Bedeutung des frühen nachgeburtlichen Erlebens durch die Beobachtungen von Melanie Klein,

Donald W. Winnicott und Wilfred R. Bion. Diese Zunahme der Einfühlungsfähigkeit vollzog sich in einem allmählichen und zähen Prozess und entwickelte sich eben in Wechselwirkung mit der Zunahme der gesellschaftlichen Einfühlung im Rahmen einer zunehmend demokratischeren und durch die Anerkennung der Menschenrechte geprägten gesellschaftlichen Verfassung. In Deutschland führte das auch zu einem ganz neuen Kinder- und Jugendhilfegesetz und schließlich zur Aufnahme von Kinderrechten ins Grundgesetz.

Doch verlief die Zunahme der Einfühlung in Bezug auf die Geburt wesentlich zögerlicher und beginnt sich erst in den letzten Jahren zu konkretisieren. Es bestand die Schwierigkeit, dem Kind bei der Geburt ein Erleben zuzugestehen. Man sah sie zunächst als ein rein biologisches Geschehen. Die Erlebnisbedeutung der Geburt wurde darum eher in Randbereichen der etablierten Psychologie und Psychotherapie (Humanistische Psychologie) und durch die Energie und Forschung von wesentlich drei Pionierpersönlichkeiten entdeckt oder wiederentdeckt: Arthur Janov, Stanislav Grof und William Emerson. Eine Voraussetzung dafür war, dass das Kind schon vor der Geburt als empfindendes und erlebendes Wesen anerkannt wurde. Hier war das Buch *Das Seelenleben des Ungeborenen* von Thomas Verny 1981 ein Durchbruch, ebenso der von Peter Fedor-Freybergh 1986 in Bad Gastein organisierte erste größere Kongress zur Pränatalen Psychologie unter dem Titel *Die Begegnung mit dem Ungeborenen* (1987, 1989). Diese Beobachtungen haben in der Zwischenzeit auf der empirischen Ebene durch die fortgeschrittene Hirnforschung (Linderkamp et al., 2009; Linderkamp, 2014), Stressforschung (Verny, 2014; Van den Bergh, 2014) und die epidemiologische Forschung (Gluckman & Hanson, 2006; Van den Bergh, 2013) eine breite Bestätigung gefunden.

Doch standen diese Forschungen und Beobachtungen zum frühesten Erleben damals trotz der neuen Bilder vom pränatalen Kind (Nilsson, 1990) noch in einer deutlich stärkeren Spannung zum allgemeinen Zeitgeist als heute, sodass wir, anders als bei der Erforschung der nachgeburtlichen Bindungs- und Beziehungswirklichkeit, von einer allgemeinen Akzeptanz noch deutlich entfernt sind. So geht es im vorliegenden Buch immer noch um Neuland.

Damit kommen wir zu einem besonderen Problem bei einem Buch zur Erlebnisbedeutung der Geburt. Wie auch sonst bei der Lektüre eines Buches werden die entsprechenden eigenen Erfahrungen des Lesers angesprochen und aktiviert. Das ist bei Themen, mit denen man in vielfältiger Weise vertraut ist, kein besonderes Problem, weil hier die Berührung gut reguliert, mitvollzogen und reflektiert werden kann. Gerade aber weil das Thema der Erlebnisbedeutung der Geburt und damit auch der eigenen Geburt im gesellschaftlichen Bewusstsein nur teilweise entfaltet und repräsentiert ist, werden bei der Beschäftigung mit diesem Thema immer wieder Bereiche angesprochen, die dem eigenen Erleben unvertraut und fremd oder auch traumatisch belastet sind. Viele Bereiche der vorprachlichen Erfahrung sind dem sprachlichen Bewusstsein eben nicht zugänglich, leben aber in uns als Stimmungen, Empfindungen, Bilder, Erwartungen und Reaktionsbereitschaften weiter. Die Zunahme der Einfühlungsfähigkeit in das frühe Erleben hat hier in Bezug auf die postnatale Zeit zu einem erheblichen Wandel geführt.

Konkret sei hier also die Anregung gegeben, bei der Lektüre auf unwillkürlich auftretende Empfindungen, Stimmungen, Gefühlsreaktionen und Befindlichkeitsänderungen zu achten. Das kann es ermöglichen, sie mit dem gerade Gelesenen und seiner persönlichen Bedeutung in Verbindung setzen und reflektieren zu können.

Eine solche Auseinandersetzung ist für Psychotherapeutinnen und -therapeuten wichtig, um eine Wahrnehmungsfähigkeit für die Abkömmlinge frühester vorsprachlicher Erfahrungen zu stärken. Da in der eigenen Lehranalyse oder Lehrtherapie diese Erfahrungsschicht in der Regel nicht durchgearbeitet wurde, ist es, um der Wirklichkeit einer Patientin oder eines Patienten gerecht werden zu können, notwendig, in Bezug auf die eigene Geburtserfahrung oder die eigenen Geburtsbedingungen ein Stück ergänzender Selbstanalyse zu leisten. Dabei können Auskünfte von Eltern und anderen Beziehungspersonen über die realen Bedingungen der eigenen Geburt sehr hilfreich sein. Die einzelnen Kapitel des Buches sollen hierfür Anregung und Unterstützung bieten.

Die Entdeckungsgeschichte des Geburtserlebens

Entdeckungsgeschichte innerhalb der Psychoanalyse

Bei der Untersuchung der Träume, wie Sigmund Freud sie initiiert hatte, waren schon ganz früh die Geburtsträume aufgefallen und verlangten nach einem Verständnis. Der Forschungsweg führte über die Erkundung der Geburtsthematik in den mythischen Heldengeschichten. Man hatte die Mythen als Kollektivträume der Menschheit verstanden. Darum war es nur logisch, die Gestaltung des Geburtsthemas im Mythos zu untersuchen, um hieraus ein Verständnis für die Bedeutung der Geburtsträume der Patientinnen und Patienten zu finden.

Freud beauftragte seinen Sekretär und jungen Mitarbeiter Otto Rank, sich mit diesem Thema zu beschäftigen, wobei er ihn tatkräftig unterstützte, sodass nicht klar ist, wie groß der konkrete Anteil Freuds an der Untersuchung ist, die dann unter dem Titel *Der Mythos von der Geburt des Helden* (Rank, 1909) erschien. Jedenfalls erwies sich das Thema als fruchtbar und Rank konnte bestimmte Besonderheiten der Geburten von »Helden« herausstellen und diese auch wieder zu Patiententräumen in Bezug setzen. In Diskussionen nutzte Freud die Untersuchung Ranks, um seine Vermutung zu unterstützen, dass die Geburt mit Angst verbunden und somit eine erste Angstquelle sei (Freud, 1900, S. 391). Doch ließ man das Thema dann liegen, wohl weil die Datenlage zu dürftig war und die Ausführungen zu spekulativ erschienen.

Rank griff es in seiner Deutung der *Lohengrinsage* (1911) wieder auf, bei der die Frage nach der Geburt eine zentrale Bedeutung hat. Die dunkle Macht der Geburtsthematik wurde in der magischen Bedeutung der Frage nach der Geburt deutlich. Das Ausmaß der Bedeutung der *realen* Geburt blieb damals noch in der Schwebe. Das gilt auch für die Deutung sogenannter Rettungsträume als Wiedergutmachung: wie die Mutter uns aus der Not der Geburt gerettet hat, rettet man nun die Geliebte aus lebensbedrohlicher Not (Freud, 1900, S. 409).

In Freuds Fallgeschichte des »Wolfsmanns« (1919) spielten verschiedene Geburtsfantasien in der Endphase der Behandlung eine größere Rolle. Es war auch deutlich, dass diese Fantasien durch die sogenannte Terminsetzung, also die Festsetzung eines bestimmten Datums für die Beendigung der Behandlung, ausgelöst waren. Freud wertete sie aber »nur« als Fantasien, nicht auch als Widerspiegelungen einer ganz realen Geburtserfahrung. Hier liegt der Keim der späteren Konfliktdynamik zwischen Freud und Rank.

Rank hatte nämlich die Terminsetzung von Freud übernommen und ähnliche Beobachtungen über das Auftauchen von Geburtsfantasien, Geburtsbildern und Geburtsempfindungen gemacht. Dazu kam, dass er durch die Geburt der eigenen Tochter 1921 die Realität von Geburt bewegend erfahren hatte, sodass er immer mehr dazu kam, in Geburtsfantasien, Geburtsträumen und Geburtsempfindungen auch Widerspiegelungen realer vorsprachlicher Geburtserfahrungen zu sehen. Dies wurde schließlich zu einem systematischen Gesichtspunkt, wie in seinem *Trauma der Geburt* (1924) beschrieben:

> »In zahlreichen Träumen dieses Endstadiums [der Analyse] drängte sich immer wieder die endlich unabweisbare Tatsache auf, daß diese Fixierung an die Mutter, welche der analytischen Fixierung an den Analytiker zugrunde zu liegen schien, die früheste rein physiologische Beziehung zum mütterlichen Körper beinhaltet. Damit wurde auch die Regelmäßigkeit der Wiedergeburtsphantasie [am Ende der Therapie] verständlich und ihr reales Substrat analytisch faßbar. Die ›Wiedergeburtsphantasie‹ des Patienten erwies sich einfach als Wiederholung seiner Geburt in der Analyse, wobei die Lösung vom Libidoobjekt des Analytikers einer genauen Reproduktion der ersten Lösung vom ersten Libidoobjekt, des Neugeborenen von der Mutter, zu entsprechen schien« (Rank, 1924, S. 8).

Diese Zeilen beschreiben die folgenreiche Entdeckung, dass die frühe vorsprachliche Erfahrung der Geburt in uns auf einer »senso-motorischen« Ebene weiterlebt, wie Jean Piaget in seiner Entwicklungspsychologie die Vollzugsform des frühen Erlebens genannt hat, die im prozeduralen oder impliziten Gedächtnis in uns weiterlebt und wirksam ist. Es sind dies Erfahrungen, die nie reflexiv bewusst erlebt wurden, sondern, wie Rank es ausdrückte, über die Reproduktion und das Erleben erst dem Sprachlich-Bewussten zugänglich gemacht werden können (Ferenczi & Rank, 1924, S. 20) oder, wie man modern sagt, »mentalisiert« werden müssen.

Dass die Entdeckung Ranks hier erst unter Bezug auf moderne Konzepte der Gedächtnisforschung und der Entwicklungspsychologie verständlich gemacht werden kann, verdeutlicht, welche Herausforderung und Überforderung seine Beobachtungen und Schlussfolgerungen für die Verstehensmöglichkeiten seiner Zeit waren.

Gleichzeitig war es für Rank eine enorme geistige Belebung, dass er die Dynamik des Geburtserlebens und ihre zentrale Rolle in der individuellen Entwicklung und in den kulturellen Gestaltungen erfasst hatte. Dies bedeutete eine Erweiterung der Verstehensmöglichkeiten menschlichen Erlebens, die es ihm erlaubte, seine neuen Einsichten in wenigen Wochen zu diktieren und in einem Text zu fassen, den er dann unter dem Titel *Das Trauma der Geburt und seine Bedeutung für die Psychoanalyse* (1924) veröffentlichte.

Doch statt zu einer konstruktiven Diskussion über die Erweiterung der Psychoanalyse um die Dimension des Mütterlichen kam es zu einem elementaren Konflikt in der psychoanalytischen Gruppe, den man mit Fug und Recht als einen folgenreichen Zentralkonflikt in der frühen Psychoanalyse bezeichnen kann (Leitner, 1998). In einem Brief von Freud an das Komitee vom 15. Februar 1924 (Wittenberger & Tögel, 2006, S. 169ff.) und einem Brief von Rank an Freud vom selben Tag (Kramer & Lieberman, 2014, S. 213f.) kam die systematische Differenz in der Erfassung der Bedeutung des Mütterlichen in den Begriffen »Mutterleibsphantasie« (Freud) und »Mutterleibsrealität« (Rank) zum Ausdruck.

Für Freud bestand auch zur frühen Mutter vor der Geburt

keine Beziehung, sie ist wegen des Narzissmus des Kindes »kein Objekt« (Freud, 1926, S. 169), während Rank von einer Beziehung vor der Geburt ausgeht. Wegen der Unterschiede in der Fähigkeit, sich in das ganz frühe Erleben einzufühlen, konnte der Konflikt, der auf einer rationalen Ebene verhandelt wurde, nicht gelöst werden und führte zu einer Art dissoziativen Trennung zwischen Rank und der um Freud gescharten Psychoanalytikergruppe. Man hätte diese Unterschiede in den Einfühlungsmöglichkeiten thematisieren müssen, um in der Diskussion weiterzukommen.

Rank ging in der Folgezeit in die USA und wurde dort zum Anreger für die Humanistische Psychologie, die das unmittelbare Erleben, die Beziehung und die kreativen Möglichkeiten in den Mittelpunkt stellte (Rank, 1936; Kramer, 1996). In diesem Rahmen war wegen der Zentrierung auf das unmittelbare Erleben auch die weitere Erkundung der Geburtsdynamik durch Arthur Janov, Stanislav Grof und William Emerson möglich, die ich später im Einzelnen erläutere. Alle drei hatten einen psychoanalytischen Hintergrund, konnten aber ihr Interesse an der lebensgeschichtlichen Bedeutung von Geburt und vorgeburtlicher Lebenszeit nur außerhalb der damals etablierten psychoanalytischen Gruppen verfolgen.

Der Konflikt zwischen Freud und Rank hatte die zu jener Zeit immer noch kleine analytische Gruppe elementar erschüttert. Die Bedeutung der frühen Mutter war jedoch, insbesondere nach dem Tod Freuds, unabweislich geworden und wurde in der Londoner Gruppe um Melanie Klein vorangetrieben – aber in der Beschränkung auf die Bedeutung der nachgeburtlichen Mutter-Kind-Beziehung. Man kann hierin einen immer noch wirksamen Einfluss von Freuds Ablehnung des Geburtserlebens sehen, wie sie besonders von Kleins Unterstützer Ernest Jones vehement vertreten wurde. Zudem war die Einfühlungsfähigkeit in das frühe Erleben zeitbedingt noch immer recht begrenzt. Erst die kulturelle Lockerung der siebziger Jahre des zwanzigsten Jahrhunderts brachte eine Veränderung und erlaubte eine unbefangenere Beschäftigung mit der lebensgeschichtlichen Bedeutung von Schwangerschaft und Geburt.

In der engeren Psychoanalyse blieb das Thema der psychologischen Bedeutung der Geburtserfahrung wegen des unbearbeiteten Freud-Rank-Konflikts ein Tabu. Nur einzelne, autonomere Vertreter berührten das Thema, zum Beispiel Donald W. Winnicott. In einer kleinen Arbeit, *Birth memories* (1949), beschrieb er eine solche Geburtswiederholung in der Therapie bei einem Kind in körperlicher Unmittelbarkeit, genau wie dies Rank auf einer mehr symbolisch-szenischen Ebene bei seinen erwachsenen Patientinnen und Patienten beschrieben hatte.

Auch der einflussreiche Analytiker Wilfred R. Bion bezog in seiner späten Zeit die Bedeutung vorgeburtlicher Erfahrungen zwar mit ein, doch konnte er bei seinem recht zentralen Konzept der »Urkatastrophe« als Ursache späterer Spaltungen und Störungen die geburtlichen Zusammenhänge nicht herstellen und entfalten. Das führte dazu, dass das Thema der Geburt im Rahmen der Psychoanalyse zwar bekannt war, aber eher abseitig erschien und nur in Randbereichen von Einzelnen in seiner Bedeutung weiter erforscht und verfolgt wurde. Dies soll im folgenden Abschnitt dargestellt werden.

Pioniere in der Psychoanalyse

Die Unlösbarkeit des Konflikts zwischen Sigmund Freud und Otto Rank führte dazu, dass die weitere Erforschung der lebensgeschichtlichen Bedeutung der Geburt und des Geburtserlebens nicht mehr im Rahmen der engeren psychoanalytischen Gruppen erfolgte, sondern in einer individualisierten Weise durch einzelne »Pioniere«. Dabei wurden verschiedene Aspekte je nach der subjektiven Wahrnehmungsfähigkeit besonders hervorgehoben.

Im Folgenden charakterisiere ich jeweils kurz die Einsichten einiger wichtiger Pioniere, um dann später zu einer Zusammenschau der verschiedenen Gesichtspunkte zu kommen. Der wesentliche Forschungsfortschritt bestand in einer genaueren Erfassung der einzelnen Aspekte der Geburtsdynamik und deren spätere Verarbeitungsmöglichkeiten. Dazu kommt die genauere Erfassung der Bedeutung der vorgeburtlichen Erlebenswelt, deren Bedingungen und Ausgestaltungen der Hintergrund für den Ablauf der jeweiligen Geburt sind. Günstige Bedingungen können das Potenzial für die Anstrengung einer Geburt stärken, ungünstige Bedingungen können sie schwächen. Die Vertiefung die Erkenntnis der Geburtsdynamik war eine Voraussetzung für die Handhabung dieser Ebene in der psychotherapeutischen Situation.

Positive Aspekte der vorgeburtlichen Zeit – Gustav Hans Graber

Im deutschen Sprachraum gehörte zu den Pionieren vor allem Gustav Hans Graber, der seine Beobachtungen zu den Folgen geburtlicher Belastungen zwar – 1924 zeitgleich mit Rank – als ganz junger Analytiker unter dem Titel *Die Ambivalenz des Kindes* veröffentlicht hatte, jedoch erst mit seiner weiteren pränatalpsychologischen Forschung im Anschluss an seinen Wechsel nach Bern weiteren Kreisen bekannt wurde. In Bern gründete er eine tiefenpsychologische Arbeitsgruppe, in der die Pränatale Psychologie eine zentrale Rolle spielte. Damit wurde er zu einem der wesentlichen Initiatoren der Gründung des »Forums der Pränatalen Psychologie« im Jahre 1971, der Internationalen Studiengemeinschaft für Pränatale Psychologie (ISPP). Diese wurde 1986 unter der Präsidentschaft von Peter Fedor-Freybergh um die Medizin und diejenigen Bereiche der Sozialwissenschaften, der Gesundheitsfürsorge und der Kulturwissenschaften interdisziplinär erweitert, die sich mit der psychologischen Bedeutung von Schwangerschaft und Geburt beschäftigen – was in der Erweiterung des Namens zu »International Society for Prenatal and Perinatal Psychology and Medicine« (ISPPM) seinen Ausdruck fand.

Eindringlich hat Graber die positiven Aspekte der vorgeburtlichen Zeit als einer Zeit der ungestörten Dual-Einheit von Mutter und Kind beschrieben und Bezüge zu den Erfahrungen bei buddhistischen Versenkungszuständen hergestellt. Aus dieser Sicht bedeutet die Geburt den Verlust der vorgeburtlichen Einheit mit der Mutter und eine dadurch bedingte elementare Ambivalenz der »Not des Lebens« gegenüber. Traumatische Belastungen während und nach der Geburt können dann zu einer unheilvollen Verstärkung dieser Ambivalenz und zu einer starken regressiven Tendenz im späteren Leben führen, deren Überwindung ein wesentliches Thema in Psychotherapien ist (Graber, 1924, 1966, 1978). Damit war er im deutschen Sprachraum auf dem Gebiet der Pränatalen Psychologie der kenntnisreichste Analytiker (Reiter, 2005).

Sein Einfluss auf die psychoanalytische und psychotherapeutische Fachwelt blieb jedoch trotz seiner zahlreichen Veröffentlichungen und der Tagungen der ISPP relativ begrenzt, im Wesentlichen weil die Starrheit der immer noch bestehenden autoritären gesellschaftlichen Strukturen die Möglichkeiten der Einfühlung in das frühe Erleben begrenzte. Eine wirkliche Lockerung begann erst in den sechziger und siebziger Jahren mit der Hippiebewegung, der Unruhe der 68er-Generation und Änderungen in den Vorstellungen von Gesundheit, etwa in der »Geburtsbewegung«, die zu den Neuerungen des Rooming-in und der »sanften Geburt« führten.

Das »organismische Bewusstsein« – Nandor Fodor

In den Vereinigten Staaten war es vor allem der aus Ungarn stammende Psychoanalytiker Nandor Fodor, der die Erforschung der psychologischen Bedeutung von Schwangerschaft und Geburt vorantrieb. In zahlreichen Aufsätzen in den führenden psychoanalytischen Fachzeitschriften veröffentlichte er seine Beobachtungen, die er dann in dem Buch *The Search for the Beloved* (1949) zusammenfasste. Dieses Buch ist so etwas wie ein Handbuch der Anwendung pränatal- und perinatalpsychologischer Gesichtspunkte in der psychoanalytisch-psychotherapeutischen Praxis. Was heute als »prozedurales Gedächtnis« bezeichnet wird, beschrieb er damals als »organismisches Bewusstsein«, in dem die frühen vorgeburtlichen und geburtlichen Erfahrungen auf einer körpernahen Empfindungs- und Gefühlsebene aufbewahrt sind. Wenn traumatische Bedingungen vorlagen, können diese Erfahrungen in Belastungssituationen im späteren Leben wieder aktiviert werden und sich in entsprechenden Symptomen und schließlich auch in der therapeutischen Situation zeigen.

Um einen Eindruck von Fodors Denk- und Schreibweise zu geben, sei hier ein längeres Zitat eingefügt:

> »Die Geburtstherapie, wie diese Phase der analytischen Arbeit genannt werden könnte, macht den analytischen Prozeß dynamischer und verkürzt ihn. Die krankhafte Angst zu sterben, Furcht vor einer drohenden Katastrophe, die panische Angst einer schwangeren Frau vor der Geburt, die Klaustrophobie, die Erstickungsangst, die Vergewaltigungsangst, Schlaflosigkeit und chronische Verstopfungen kön-

> nen ihren Ursprung in Geburtsängsten haben, deren Affekt entstellt, verschoben oder überbesetzt ist. Examensangstträume, Fallträume, Träume vom Ertrinken, Verbrennen, von Verschlungenwerden oder Ermordetwerden können sich der Geburtstherapie als Geburtsängste entschlüsseln. Phantasien von der Rückkehr in den Mutterleib und Traumatisierungen des Ungeborenen behindern die Entwicklung, sind aber nichtsdestoweniger Determinanten der gefühlsmäßigen Entwicklung. Die frühen Eindrücke sind im ›organismischen Bewußtsein‹ aufgehoben, das die Summe der pränatalen biologischen Funktionen integriert« (Fodor, 1951, S. 10).

Fodor meint also, dass wir uns von der Fixierung an negative prä- und perinatale Erfahrungen befreien können, indem wir sie auf einer entwickelteren Stufe nacherlebend vergegenwärtigen und so als Teil der eigenen Geschichte integrieren und akzeptieren können.

Im Gegensatz zu Graber gelang es Fodor nicht, eine Gruppe von Interessierten um sich zu sammeln, um auf diese Weise seinen Beobachtungen eine weitere Geltung zu verschaffen. Aber er inspirierte den englischen Psychoanalytiker Francis Mott, auf der Basis der Traumanalyse weiter die Verarbeitung pränataler Erfahrungen zu erforschen. Auch hier blieb, wie bei Fodor, trotz zahlreicher Publikationen (Mott, 1959, 1964) eine breitere Wirkung aus, weil wegen der Dominanz der beschriebenen psychoanalytischen Tradition das Thema tabu war.

Erinnerungsfragmente – Friedrich Kruse

Eine systematische Klärung der Struktur von Früherinnerungen ist dem grundlegenden Werk des adlerianischen Psychotherapeuten Friedrich Kruse (1969) zu verdanken. Kruse bezeichnet die Erinnerungen aus der Frühzeit als »Erinnerungsfragmente« und stellt folgende Charakteristika heraus:

> »Sie sind nicht mehr ich-zentriert, sondern nur locker dem Ich zugeordnet, werden aber noch als ›von mir erlebt‹ wiedererkannt. Erinnerungsfragmente sind nicht stabil, sondern flüchtig, unbestimmt und von sehr kurzer Dauer; es sind Anmutungen, die den Betreffenden wie

> einen Hauch ›anwehen‹. Sie sind nicht mehr willkürlich und jederzeit reproduzierbar, sondern erscheinen entweder spontan in Zuständen herabgesetzter Bewußtseinskontrolle (Einschlafen, Übermüdung, Vor-sich-hin-Dösen) oder werden durch Schlüsselreize provoziert. [...] Solche Erinnerungsfragmente tauchen auch in Form von Déjà-vu-Erlebnissen auf. [...] Der in unserem Zusammenhang entscheidende Typ von Erinnerungen ist der des ›traumatischen Engramms‹. Diese Frühengramme bestehen [...] gleichsam nur aus starken, ausschließlich historischen Emotionen – Schreck, Angst, Abwehr« (Kruse, 1969, S. 62ff.).

Geburtserlebnisse können hier in besonderer Weise traumatische Engramme wie das folgende hinterlassen: Ein zehnjähriges Mädchen mit Pavor nocturnus und Schulangst bekommt Erstickungsanfälle, wenn es irgendein Kleidungsstück, besonders enge Pullover, über den Kopf ziehen soll. – »Aus der Anamnese: ›Sehr schwere und lange Geburt‹« (Kruse, 1969, S. 73). Oder ein anderes Beispiel: Eine dreißigjährige Hausfrau mit einer Zwangsneurose hat ein eindringliches Erlebnis in der Badewanne: »Ich erlebe meine eigene Geburt wieder. In der Badewanne, im warmen Wasser fast erstickt, aus Angst meinen Mann gerufen, Gefühl, jemand erwürgt mich. Zehn Minuten war es ganz furchtbar, dann langsam abgeebbt. Danach einige Tage furchtbar geräusch- und lichtempfindlich. – Aus der Anamnese: ›Sehr schwere Geburt‹« (ebd., S. 74).

Und noch ein anderes, ausführlicheres Beispiel für einen Geburtstraum eines 45-jährigen Patienten von Kruse:

> »Ich schwimme unter Wasser, es ist dunkel und sehr angenehm. Auf einmal merke ich, daß ich dringend Luft brauche. Ich kann aber nicht auftauchen, irgendein Gegenstand hindert mich daran. Ich versuche es krampfhaft weiter, mit äußerster Anstrengung komme ich schließlich da raus, wie durch ein enges Loch im Wasser. Ich kriege aber noch immer keine Luft, denn ich hatte irgendetwas über den Kopf gestülpt. Schließlich riß mir das jemand mit Gewalt ab, und ich bekam endlich Luft. Es schien helle Sonne. Beim Aufwachen schaute ich, als hätte ich tatsächlich getaucht« (Kruse, 1982, S. 118).

Einige Wochen später erfuhr der Patient, dass er eine Sturzgeburt gewesen war und noch in den vollständigen Eihäuten gesteckt hatte, in der »Glückshaube«: »Das erste, was die zu spät gekommene Hebamme tat, war, das Neugeborene von dem zu befreien, was ihn über den Kopf gestülpt war, die Eihäute mit Gewalt abzureißen. Dann erst konnte er seinen ersten Atemzug tun« (Kruse, 1982, S. 118).

Diese ausführlichen Zitate verdeutlichen die Einsicht von Kruse, dass in besonderen Alltagserfahrungen und in Träumen fragmentarische Elemente einer Geburtserfahrung unmittelbar präsent sein können. Wenn dieser Zusammenhang wahrgenommen wird, ist eine Reflexion und bewusstseinserweiternde Auseinandersetzung möglich.

Der »Nabelschnuraffekt« – Frank Lake

In England verlief die Tradition von Nandor Fodor über Francis Mott zu Frank Lake, einem psychoanalytisch-psychotherapeutisch orientierten Theologen, der sich für die Pränatale Psychologie interessierte. In die psychoanalytischen Gruppen nicht so eingebunden, konnte er sich unbefangener mit dem Thema beschäftigen (Lake, 1981; House, 1999).

Lake entwickelte ein neues, praktikableres Gruppensetting zur Erkundung von geburtlichen und vorgeburtlichen Erfahrungen. In Gruppen, die mehrere Tage zusammenblieben, wurden die Stufen der vorgeburtlichen Entwicklung und der Ablauf der Geburt unter Zuhilfenahme von Abbildungen dargestellt und vergegenwärtigt. Dadurch kam es bei Einzelnen zu Aktivierungen und zum Wiedererleben früher Erfahrungen aus der Zeit vor und während der Geburt (Lake, 1978), die sehr differenzierte Einsichten in die Ursachen von phobischen Symptomen und Zwangssymptomen in vorgeburtlichen Notzuständen erlaubten.

In Fortsetzung der Beobachtungen von Francis Mott bezüglich jener Gefühle, die sich auf die Nabelschnur beziehen, zeigte Lake die besondere Bedeutung der Nabelschnur als einem ersten Objekt auf und beschrieb die betreffenden Gefühle als »umbilical affect«, also als »Nabelschnurgefühl« (Lake, 1980). Dies wiederum regte einen seiner Schüler, den bedeutenden Pränatalpsychologen Terence Dowling, dazu an, die psychologische Bedeutung der

Plazenta zu erkunden und auch deren Widerspiegelung in den Mythen vom Lebensbaum zu untersuchen (Dowling & Leineweber, 2001; Janus, 2013).

Pioniere innerhalb der Humanistischen Psychologie

Der Rahmen der Humanistischen Psychologie bot den Pionieren der Pränatalen Psychologie Arthur Janov (Primärtherapie), Stanislav Grof (LSD-Therapie, Holotropes Atmen) und William Emerson (Regressionstherapie, Babytherapie) ein kreatives Entfaltungsfeld, in dem die Anregungen von Rank (1936, vgl. auch Kramer, 1996) fruchtbar weiterwirkten.

Primärtherapie – Arthur Janov

Arthur Janov entdeckte durch die spontane Regression einer Patientin in ein archaisches Geburtserleben die Bedeutung der vorsprachlich gespeicherten affektiven Erfahrungen bei der Geburt. Um diese zugänglich zu machen, war es wichtig, ganz bei den Gefühlen und Empfindungen zu bleiben. Assoziationen auf einem sprachlichen und symbolischen Niveau schienen eher blockierend zu wirken.

Dieser Einsicht folgend, änderte er das therapeutische Arrangement in der Weise, dass der Patient angehalten wurde, sich ganz auf seine Gefühle und Empfindungen zu konzentrieren und sich deren Entwicklung zu überlassen. Gefühle und Empfindungen waren gewissermaßen der Kompass, der zu den bedeutsamen Erfahrungen hinführte. Man könnte auch sagen: Damit war ein Weg gefunden, um die reiferen Bereiche des Ichs zu umgehen, die gerade die unverarbeiteten frühen Erfahrungen in der Verdrängung hielten. Da die erste Patientin während des Wiedererlebens ihrer Geburt einen elementaren Schrei ausstieß, wurde der neue therapeutische Ansatz zunächst als »Urschreitherapie« (1982) bekannt und war seinerzeit eine Weltsensation. Sie passte in die Aufbruchsstimmung der siebziger Jahre. Die weitere Ausarbeitung erfolgte dann unter dem Namen »Primärtherapie« und fand ein großes Interesse in der damaligen psychotherapeutischen Fachwelt (Janov, 1977, 1984).

Von psychoanalytischer Seite war es vor allem Wolfgang Hollweg, der sein therapeutisches Setting systematisch primärtherapeutisch ausgestaltete. Der neue Zugang eröffnete tiefe Einsichten in die Präsenz vorsprachlicher Erfahrungen aus der vorgeburtlichen Zeit und der Geburt selbst, die Hollweg in seinem Buch *Von der Wahrheit, die frei macht* (1995a) darstellte. Heute wird seine Arbeit von der Berliner Psychotherapeutin Marita Klippel-Heidekrüger (2013) fortgesetzt. Arthur Janov (2012) selbst hat seine Arbeit mit eindrucksvollen empirischen Belegen vor Kurzem noch einmal umfassend dargestellt.

Das Problem, vor das sich Janov gestellt sah, bestand darin, dass trotz einigem Interesse der Rahmen der damaligen Psychoanalyse für eine konstruktive Auseinandersetzung in seinem Sinn zu wenig flexibel war. Die primärtherapeutisch orientierten Psychotherapeuten blieben in lockeren Gruppen unter sich und damit relativ isoliert. Das wiederum hatte leider die Folge, dass das große therapeutische Potenzial der Primärtherapie keinen Eingang in die psychoanalytischen und tiefenpsychologischen Gruppen finden konnte. Dies darf daher als eine Aufgabe der Zukunft betrachtet werden, für die auch das vorliegende Buch eine Anregung sein soll.

Ein wichtiger Grund für diese historische Entwicklung besteht darin, dass sich wegen des elementar individuellen und vorsprachlichen Charakters der frühesten Muttererfahrung auf der mentalen Ebene eben kein einheitliches Konzept herausbilden konnte. So erfolgte die Erforschung dieses seelischen Bereichs je nach den introspektiven Möglichkeiten der einzelnen Pioniere, die jeweils einzelne, aber unterschiedliche Aspekte darstellen konnten. Eine Integration dieser Aspekte ist darum eine noch ausstehende Aufgabe. Sie ist deshalb dringlich, weil bei dem einzelnen Patienten immer jeweils verschiedene konflikthafte Aspekte aus der frühesten Muttererfahrung relevant sind und dieser Wirklichkeit therapeutisch verantwortlicher begegnet werden muss, als es zurzeit bei der Aufspaltung des psychotherapeutischen Feldes in verschiedene unterschiedlich begrenzte Kompetenzen der Fall ist.

Die Matrix der Geburtserlebnisse – Stanislav Grof

Der zweite große Pionier der Pränatalen Psychologie im Rahmen der Humanistischen Psychologie, der tschechische Psychotherapeut Stanislav Grof, wurde durch Erfahrungen mit psychoaktiven Substanzen, insbesondere dem LSD, in psychologische Bereiche geführt, die außerhalb der damaligen psychoanalytischen Wahrnehmung lagen. Die gesellschaftlichen Bedingungen in der Tschechoslowakei der sechziger Jahre waren für eine so avancierte Forschung zu ungünstig, sodass Grof in die USA emigrierte, wo er mit seiner Arbeit eine große Resonanz fand, die eine weltweite Ausstrahlung hatte.

Die durch das LSD vermittelten erweiterten Erfahrungen, durch die die Welt des vorgeburtlichen und geburtlichen Erlebens zugänglich wurde, passten in die Aufbruchsstimmung und die politische Lockerung jener Zeit sowie zu den Hoffnungen auf eine »bessere Welt« durch Bewusstseinserweiterung. Viele dieser Hoffnungen zerschellten jedoch an den Widersprüchen der gesellschaftlichen Wirklichkeit. Auch erwies sich die Nutzung des LSD als zu riskant für eine breitere Anwendung. Nach einer ersten begeisterten Aufnahme der Einsichten Grofs, die einen Durchbruch im Verständnis des Geburtserlebens vermittelten, trat darum eine starke Ernüchterung und ein Nachlassen des Interesses ein. Auch hier waren die Strukturen der etablierten Psychotherapie zu wenig flexibel, um eine konstruktive Auseinandersetzung und Integration zu ermöglichen.

Kurz zusammengefasst, sind dies die wesentlichen Einsichten: Durch die LSD-Selbsterfahrung gelang es mittels des Vergleichs der Erfahrung von vielen einzelnen Teilnehmenden, die innere Erlebnisdynamik des Geburtsprozesses zu erfassen. Grof beschrieb die einzelnen Stufen als »Matrizen«, um deren innere Einheitlichkeit zu charakterisieren:

- Matrix I betrifft die Einheitserfahrung in der Gebärmutter vor der Geburt,
- Matrix II die Gefühle und Bilder von Ausweglosigkeit und Verzweiflung der Eröffnungsphase,
- Matrix III die Gefühle und Bilder eines titanischen Kampfes der Austreibungsphase und
- Matrix IV die Gefühle und Bilder der Wiedergeburt und Befreiung der Durchtrittsphase.

Einige der Bilder hatten nachweisbar einen ganz individuellen Hintergrund in den speziellen Geburtsbedingungen des einzelnen Teilnehmers, andere Bilder spiegelten elementare menschliche Gefühle und Konflikte und hatten einen archetypischen Charakter. Durch die Regression in der LSD-Selbsterfahrung war es möglich, die einzelnen Erlebnisaspekte der Geburt als einheitlichen Erlebnisprozess während der Geburt zu verstehen und in ihren kulturellen Widerspiegelungen zu erfassen, während Rank seinerzeit jeweils nur einzelne Aspekte hatte herausarbeiten können. Die Beobachtungen und Einsichten Grofs, die er in zahlreichen Büchern ausarbeitete (Grof, 1983a, 1985), könnten eine weitere wichtige Ressource für das etablierte psychotherapeutische Feld sein (vgl. auch Leuner, 1981).

Methodisch erwies sich die Nutzung von LSD als problematisch, weil sie einige Kompetenz verlangte, um eventuelle traumatische Belastungen bei den Klienten zu erkennen, und die Gefahr eines Missbrauchs gegeben war. Die Methode eines vertieften Atmens schien es in ähnlicher Weise zu ermöglichen, in veränderte Bewusstseinszustände zu gelangen, die einen Kontakt zu den primären vorsprachlichen Erfahrungen ermöglichen. Diese Methode verbreitete sich als »Holotropes Atmen«. Doch hatten die hierdurch ermöglichten Erfahrungen nicht die Unmittelbarkeit und Intensität der LSD-Erfahrungen. Daher blieb der Erfolg begrenzt. Zudem war die innere Verbindung der neuen tiefen Erfahrungen mit der seelischen Entwicklung insgesamt, wie sie in der etablierten Psychotherapie ausgearbeitet war, zu unbestimmt und zu sehr den Möglichkeiten des Einzelnen überlassen.

Regressionstherapie – William Emerson

Für den dritten der großen Pioniere der Pränatalen Psychologie innerhalb der Humanistischen Psychologie, William Emerson, war eine bewegende Regressionserfahrung im Rahmen seiner an Carl Gustav Jung orientierten Lehranalyse ausschlaggebend. Spontan geriet er in einer Stunde in eine elementare Geburtserfahrung, die ihn kreativ mit den tieferen seelischen Bereichen aus seiner ganz persönlichen vorsprachlichen Entwicklung konfrontierte.

Dies wurde der Ausgangspunkt seiner regressionstherapeutischen Arbeit und führte unter anderem zu tiefen Einsichten in die *Folgen geburtshilflicher Eingriffe* (Emerson, 2013). Es zeigte sich, dass die Regressionsmethode auch bei Jugendlichen und Kindern anwendbar und therapeutisch sehr erfolgreich sein kann. Der nächste Schritt war dann, die in der therapeutischen Arbeit mit Jugendlichen gewonnenen Einsichten bei der therapeutischen Unterstützung von geburtstraumatisch belasteten Säuglingen einzusetzen (Emerson, 2012).

Bei der »Babytherapie« geht es um einen therapeutischen Umgang mit den Babys, der ihr mimisches und gestisches Verhalten als Mitteilung über ihre vorgeburtlichen und geburtlichen Erfahrungen liest und versteht. Auf diese Weise ist ein konstruktiver leibnaher Aufarbeitungsprozess der Folgen von traumatischen perinatalen Überlastungen möglich. Der verstehende Umgang mit den Babys ist so einfühlbar, dass er auch Eltern vermittelbar ist, wie dies in dem Buch *Vom Weinen zum Schmusen* (Terry, 2014) anschaulich dargestellt wird. Hier liegt eine wertvolle Ressource für die heutigen, eher verhaltenstherapeutisch orientierten Schreiambulanzen.

Reflexion des Verhältnisses von Regressionstherapie und analytisch orientierter Psychotherapie

Die Arbeiten und die Beobachtungen einzelner Psychoanalytiker wie Rank, Graber, Fodor und einigen anderen hat bewiesen, dass durchaus im psychoanalytischen oder auch tiefenpsychologischen Setting aus der Kraft einer für das frühe Erleben sensibilisierten Intuition allerfrüheste Erlebniszusammenhänge erfassbar sind. Die regressionstherapeutischen Befunde von Janov und Emerson, die ganz auf die Wahrnehmung auf der Empfindungsebene zentrieren, können ergänzend die frühen Erlebnismuster sehr exakt abbilden, beschreiben und dadurch anderen psychotherapeutischen Settings zugänglich machen. Deren Stärke wiederum kann darin bestehen, einen Bezug zu dem größeren Individuationszusammenhang der Patientinnen und Patienten herzustellen.

Man könnte den Zusammenhang auch so beschreiben: Das ganz auf die Empfindungen konzentrierte Setting der Regressionstherapeuten macht die stammhirnprogrammierten vorgeburtlichen und geburtlichen Erfahrungen dem Erleben zugänglich, während das übliche analytische und psychotherapeutische Setting die mittelhirnprogrammierten komplexeren emotionalen mit einem Zeitbewusstsein verbundenen Erfahrungen erkundet, die das bewusste Selbst organisieren. Die stammhirnprogrammierten Erfahrungen sind in der späteren Entwicklung wie maskiert und eben erst durch die Pränatale Psychologie in ihrem Weiterwirken entdeckt worden, wie etwa die Beobachtungen von Rank und Kruse besonders anschaulich machen. Darum wird es heute möglich, die beiden Ebenen integrativ zusammenzuführen, worauf ich später zurückkomme.

Die Einsicht in die Erlebnisbedeutung der Geburt soll im folgenden Teil dadurch vertieft werden, dass die Wirksamkeit des Geburtserlebens im Spiel der Kinder und auf der gesellschaftlichen und kulturellen Ebene anschaulich gemacht wird. Es ist an dieser Stelle auch möglich, zuerst das Kapitel »Verstehensmöglichkeiten des Geburtserlebens« zu lesen, um dann an diese Stelle zurückzukehren. Kollektivpsychologische und individualpsychologische Ebenen erläutern jedenfalls die Erlebniswirksamkeit des Geburtserlebens wechselseitig und fördern dadurch die Sensibilität für die Wahrnehmung des frühen Erlebens.

Verarbeitung der Geburtsdynamik auf der kollektivpsychologischen Ebene

Geburtserleben im Spiel von Kindern

Der so gewichtig klingende Begriff »Geburtstrauma« verdeckt mit seinen Gefahren signalisierenden Assoziationen die Tatsache, dass Elemente des Geburtserlebens in einer unerkannten und unbewussten Weise viele Lebensbezüge bestimmen und begleiten. Das Neue besteht darin, dass wir heute die Zusammenhänge des Geburtserlebens durchschauen und erfassen können. Dies ist das Verdienst der pränatalpsychologischen Forschung, aber auch der gewachsenen Einfühlungsfähigkeit, während vor gar nicht so langer Zeit das Weiterleben kindlichen und besonders frühkindlichen Erlebens im Erwachsenen ganz fremd war. Diese Situation hat sich durch Säuglingsforschung und Pränatale Psychologie grundlegend verändert.

Wir können uns heute vorstellen, dass das Wiegen des Säuglings und später das Schaukeln des Kindes Wiederholungen des vorgeburtlichen Gewiegtwerdens durch das mütterliche Gehen sind. Auch das beliebte Verbergen und Wiedererscheinen im Guck-guck-da-Spiel gewinnt seine Faszination aus der Erfahrung des vorgeburtlichen Verborgenseins und des nachgeburtlichen *Da*seins. Auch die Versteckspiele der Kinder haben eine Wurzel in dem Rätsel der Frage, woher die Kinder kommen und woher man selbst kommt, und natürlich in dem Wunsch, gewollt zu sein und gesucht zu werden.

Noch später faszinieren dann die Veranstaltungen auf der Kirmes mit dem Passiv-bewegt-Werden auf dem Karussell. Diese wiederholen Gefühle und Empfindungen der geburtlichen Abenteuerfahrt, ebenso die Geisterbahn und die Achterbahn. Und schließlich überbrückt das gemeinsame Tanzen in der Wiederholung mütterlicher und fötaler Bewegungen im »fötalen Tanz« die noch bestehende Fremdheit des Neuen in der erotischen Anziehung zwischen weiblichen und männlichen Jugendlichen.

Ein anderes Spielfeld für das lustvolle Wiedererleben und Durchleben vorgeburtlicher und geburtlicher Erfahrungen sind die modernen Erlebnisbäder mit Wellengang, mit Sprungbrettern und immer kunstvoller gestalteten Rutschen. Die Sprungbretter ermöglichen unmittelbar eine Wiederholung des abenteuerlichen »Sprungs« in die Geburt, wie es auch in Träumen bildhaft ausgestaltet sein kann. Eine andere Bedeutungsebene ist die der Umkehr, dass der Sprung hinein eigentlich die Geburtserfahrung des »Hinaus« darstellen und wiederholen will. All dies dient der inneren und gleichzeitig szenisch gestalteten Wiederholung, um Elemente des Geburtserlebens nachträglich zu integrieren und dabei die Bewahrung der eigenen Integrität und Kohärenz zu erleben.

Die Geburtsdynamik in den kollektiven Inszenierungen von Krisen und Kriegen

Es ist die epochale Leistung des amerikanischen Psychoanalytikers und Psychohistorikers Lloyd deMause (1996, 2000) und des englischen Pränatalpsychologen und Kulturpsychologen David Wasdell (1993), die Anregungen Ranks und des Psychoanalytikers Francis Mott (1960) zur kulturellen Verarbeitung des Geburtserlebens aufgenommen und weiterentwickelt zu haben, um so die Wiederholung und Reinszenierung von Elementen der Geburtsdynamik in den kollektiven Inszenierungen von Krisen und insbesondere von Kriegen zu erschließen und darzustellen. Aber auch in den Yoga-Stellungen lassen sich Bezüge zu den unterschiedlichen körperlichen Positionen in den verschiedenen Stadien der Geburt nachweisen (Crisan, 1994). Die Verschleppung einer breiteren Diskussion der Geburtsdynamik durch die Spaltungen im Feld der psychotherapeutischen Forschung hat bisher eine breitere Rezeption dieser Thematik in den Kultur- und Gesellschaftswissenschaften blockiert. Hier bedarf es dringlich der Reflexion dieser Spaltungsprozesse und ihrer Folgen, um einen interdisziplinären Austausch mit den Gesellschafts- und Kulturwissenschaften zu ermöglichen.

Dabei geht es zum einen darum, den Kontakt zu den entwicklungspsychologischen Einsichten herzustellen, dass, wie Jean Piaget es ausdrückte, die frühe Entwicklung durch einen sensomotorischen Erlebnis- und Verhaltensmodus bestimmt ist oder, anders ausgedrückt, dass das Erleben und Verhalten des Kleinkinds weitgehend durch körpernahe Empfindungen und Gefühle bestimmt ist und sich szenisch gestaltet. Diese Erlebens- und Verhaltensebene wird aber durch die weitere Entwicklung, die dann besonders sprachlich bestimmt ist, nicht aufgelöst, sondern prägt implizit weiter das Erleben und Verhalten.

Das gilt insbesondere für die frühen vorgeburtlichen und geburtlichen Empfindungen und Gefühle. In der früheren Gehorsamskultur lebte in einer immer noch weitgehend unerkannten Weise frühestkindliche Hörigkeit weiter und war kulturbestimmend. Dies blockierte die Einfühlung und die Möglichkeit einer Reflexion der Abkömmlinge des frühen Erlebens. Doch aus einer pränatalpsychologischen Sicht war es durchaus möglich, das blinde Ausagieren von perinatalen Mustern in den Kriegsinszenierungen zu erkennen, wie dies deMause (1996), Wasdell (1993) und Grof (1983b) eindringlich beschrieben haben.

Die Infragestellung der letztlich pränatal determinierten Projektion des ursprünglichen Selbst auf den Kaiser oder auf den König und die dadurch gegebene absolute Hörigkeit und mentale Beschränktheit erlaubte keine kreative und konstruktive Lösung der zwischenstaatlichen Spannungen und Konflikte. Kosmos stand gegen Kosmos, und in erschreckend infantiler Weise kämpfte jeder in Identifizierung mit seinem Kosmos um sein Überleben.

Diese kollektive destruktive Inszenierung einer Geburtsdynamik und die mit ihr verbundene Verzweiflung führten dann doch auch zu erstaunlichen intergenerationellen Lernprozessen. Die Menschen wollten zunehmend nicht mehr diese Unglückswiederholungen ertragen und bemühten sich um konstruktivere Strukturen zum Konfliktausgleich in den Gesellschaften. Letztendlich führte dies zu der konstruktiven Umgestaltung westlicher Gesellschaften in demokratische Strukturen und zu der tief greifenden Mentalitätsänderung im Sinne einer größeren und selbstbestimmten Verantwortlichkeit und zu einer Rücknahme der archaischen Selbstprojektion. Diese war für die traditionalen Kulturen typisch und essenziell gewesen (Janus, 2013c).

Die im Gefolge der Aufklärung wachsende Individualisierung und die hierdurch bedingte Freisetzung von innovativem Potenzial, die zu erstaunlichen Erfolgen von Wissenschaft und Technik und dem dadurch bedingten Wohlstand moderner Gesellschaften führten, ermöglichte eine moderne, »bezogenere« und reflexivere Persönlichkeitsstruktur, die es erlaubte, aus der gestiegenen Verantwortlichkeit und Steuerungsfähigkeit heraus in den komplexen modernen Gesellschaften konstruktiv zu kooperieren. Die noch aus der magischen Zeit stammenden sozialen Kittmittel der Hörigkeit und der fötalen Projektion wurden dadurch zunehmend überflüssig.

Die Einsicht in diese Zusammenhänge könnte zum einen dazu führen, die große kulturpsychologische Leistung Ranks (1924, 1930, 1932, 1936) zu würdigen und diese für eine tiefenpsychologische oder psychoanalytische Kulturpsychologie nutzbar zu machen. Zum anderen sollte es, wie schon gesagt, aufgrund des historischen Überblicks und der Relativierung der Bedeutung der historisch bedingten Spaltungen möglich sein, den vorgeburtlichen und geburtlichen Erlebensprozessen den systematischen Rang eines pränatalen und perinatalen Unbewussten zu geben. Die Vergleichbarkeit der Beobachtungen auf der individuellen Ebene mit den Beobachtungen der Wirkungen und des Wirksamseins des frühen Erlebens in den kulturellen Gestaltungen hat für eine solche Erweiterung des Begriffes des Unbewussten eine ausreichende Evidenz. Sie würde den Wiederanschluss eines weiten Forschungsfeldes an die Tiefenpsychologie und Psychoanalyse bedeuten und beträchtliche Potenziale zur Vertiefung von Erkenntnismöglichkeiten auf der individuellen und kollektiven Ebene freisetzen. Dies wird aber nur möglich sein, wenn es den psychoanalytischen und tiefenpsychologischen Gruppen gelingt, die Dynamik der Spaltungen innerhalb der Geschichte von Psychoanalyse und Tiefenpsychologie zu reflektieren und die tiefen Potenziale der sogenannten Dissidenten Adler, Jung, Rank und anderer wieder in den Hauptstrom der Psychoanalyse einzubringen und nutzbar zu machen.

Die Geburtsdynamik im Spiegel der Initiationsriten, Märchen und Erzählungen

Das Erkenntnispotenzial, dass aus einer Integration des prä- und perinatalen Unbewussten resultieren würde, möchte ich an den Beispielen der Initiationsriten, der Märchen und der Struktur von Erzählungen verdeutlichen.

Die Initiationsriten folgen dem von Arnold van Gennep (1909) für die Übergangsriten entdeckten Dreischritt von Ablösung, Übergangsphase und Wiederanschluss. Der pränatalpsychologische Ansatz kann dazu ergänzend die Dynamik dieser Struktur erklären, und zwar mit der Annahme, dass mit der biologisch bedingten Reifung während der Pubertät eine Aktivierung der perinatalen Erlebensmuster verbunden ist, die ebenfalls die dreischrittige Struktur wie die Übergangsriten zeigen. Dabei ist die Struktur des Geburtsgeschehens mit der Ablösung aus dem uterinen Raum, dem Übergang der Geburt und dem Wiederanschluss auf der neuen Ebene der nachgeburtlichen Beziehung zur Mutter meines Erachtens das Primäre und das Vorbild der Struktur der Übergangsriten, das heißt, die Dynamik des Geburtserlebens ermöglicht in der Wiederholung die Realisierung von Veränderungen, wie dies in paradigmatischer Weise der Entwicklungsprozess vom Jugendlichen zum jungen Erwachsenen ist.

Die Initiationsriten, die diesem Prozess eine szenische Gestaltung und Bedeutung geben, stellen im Kern eine Art Bewusstwerdung auf einer Ebene bildhaften und leibnahen Handelns dar. Sie sind eine kulturelle Gestaltung und Leistung aller Stammeskulturen. Was in der Vorzeit ein rein biologischer Prozess war – der vom Individuum auf einer körperlichen Ebene gewissermaßen erlitten und mitvollzogen wurde –, wird auf der Ebene kultureller Gestaltung ein seelisch und bedeutungshaft aufgeladenes Geschehen. Der Mensch wird biologisch geboren, wechselt damit aber wegen der »physiologischen Frühgeburtlichkeit« (dazu später ausführlicher) von einem Lebensraum vor der Geburt in den imaginären Fühlraum des »uterinen Frühjahrs« als einer zweiten primären Heimat. Dieser Fühl- und Empfindungsraum, der einen Bezug zu dem »Übergangsraum« von Winnicott hat, ist der Quellpunkt der kulturellen Gestaltungen, wie Rank dies verschiedentlich ausgeführt hat, besonders eindrücklich in dem Kapitel »Mikrokosmos und Makrokosmos« von *Kunst und Künstler* (1932).

Am Märchen lässt sich gut zeigen, wie in der weiteren kulturellen Entwicklung das, was in den Initiationsriten ein handlungsbezogenes Geschehen war, auf der neuen Ebene des Textes erzählt wird (Propp, 1987). Dies erklärt die Strukturanalogie zwischen den Initiationsriten und den Märchen. Lapidar formuliert Vladimir Propp als zentrales Motiv der Märchen: »Der aus dem Drachen geboren ist, muß den Drachen erschlagen« (ebd., S. 452). In der psychoanalytischen Formulierung Ranks müsste es heißen: Der wird zum Helden, der das Geburtstrauma überwunden hat und sich seelisch stärker erwiesen hat als der traumatisierende Hyperstress der Geburt.

Erläuternd ließe sich dieser Gedanke hinzufügen: Wer im Wechselspiel mit den unterstützenden Kräften der Mutter im Prozess der Geburt den Weg aus der uterinen Höhle durch den Geburtskanal in die Welt ohne Selbstverlust und unter Wahrung seiner Kohärenz realisieren kann, hat die Voraussetzungen und die entscheidende Kraft zur Bewältigung späterer Lebensschwierigkeiten gelegt, und zwar deshalb, weil er im Leben über das Potenzial seiner vorgeburtlichen Urvitalität verfügt.

Der Mensch nutzt also das existenzielle Wandlungspotenzial der Geburt, um spätere Wandlungen wie die Wandlung vom Jugendlichen zum Erwachsenen zu realisieren. Die Geburt ist wegen der Rahmenbedingung der »physiologischen Frühgeburtlichkeit« nicht nur ein Lebensgeschehen, sondern auch ein *Er*lebensgeschehen. Das hat zur Folge, dass der Mensch die sich verändernden Bedingungen in seinem Leben zu immer neuen Geburten oder Neuwerdungen nutzen kann. Erfahrungen auf der einen Lebensebene können in einem solchen Neuwerdungsprozess identitätserweiternd integriert werden.

In der kulturellen Schöpfung der Initiationsriten und der Fortentwicklung zu einer Initiation im Innenraum der Fantasie, wie ihn die Märchen und die Literatur der Neuzeit darstellen, spiegelt sich das Wachstum der seelischen Struktur des postnatalen Selbst. Diese Erkenntnis lässt sich auch an elaborierteren Texten bis in die Avantgarde hinein nachweisen.

Bewusstwerdung der geburtlichen Erlebnisdynamik in der Literatur

Die Möglichkeit des Innewerdens der seelischen Bedeutung der Geburtserfahrung ist ein spätes Produkt der kulturellen Evolution. In der jüngeren Literaturgeschichte ist Johann Wolfgang von Goethe einer der Ersten, der seine Geburt als Ereignis der eigenen Lebensgeschichte reflektiert hat, wenn auch noch weitgehend auf einer symbolischen Ebene – symbolisch noch verborgen lässt sie sich aber auch schon bei Shakespeare nachweisen (Fabricius, 1989, vgl. auch Fabricius, 2003). Bei einem avantgardistischen Autor wie Samuel Beckett ist die Geburt gut anderthalb Jahrhunderte später schon viel konkreter als Nahtoderfahrung und Hintergrundfolie seines Lebens sowie Quellgrund seiner Dichtung erkannt.

Zu seiner Geburt schreibt Goethe in *Dichtung und Wahrheit*: »Denn durch Ungeschicklichkeit der Hebamme kam ich für tot auf die Welt und nur durch vielfache Bemühungen brachte man es dahin, daß ich das Licht erblickte« (Goethe, 1811, S. 10). Diese Situation einer traumatischen Nahtoderfahrung bei der Geburt hat verschiedene Gestaltungen gefunden, von denen ich einige in ganz groben Schritten aufzeigen will. Symptomatisch dürfte unter anderem die von Eduard Hitschmann (1932) eindringlich beschriebene Verhaltensfigur von Goethe in der Beziehung zu Frauen in Form einer Annäherung und anschließenden Flucht sein, wie sie in eindrucksvoller Weise in dem Gedicht »Willkommen und Abschied« ausgedrückt ist (vgl. Greß, 2002).

Ebenso perinatal begründet dürfte die von Goethe selbst in *Dichtung und Wahrheit* beschriebene und von Kurt R. Eissler (1985, S. 1344) kommentierte Höhenangst sein. Goethe trainierte sich diese Angst in folgender Weise ab:

> »Ich stehe ganz allein auf dem höchsten Gipfel des Münsterturms und saß in dem so genannten Hals, unter dem Kopf oder der Krone, wie man's nennt, wohl eine Viertelstunde lang, bis ich es wieder wagte, hinaus in die Freiluft zu treten [...]. Dergleichen Angst und Qual wiederholte ich so oft, bis der Eindruck mir ganz gleichgültig ward« (zitiert nach Eissler, 1985, S. 1244).

Eissler kommentiert: »Seine Art, über die Phobie Herr zu werden, macht auf mich den Eindruck einer ritualisierten in Wiederholung der Geburt. [...] Ich kann mir keine bessere Symbolisierung des Gegensatzes zwischen pränatalem und postnatalem Zustand denken« (Eissler, 1985, S. 1344).

Eine dichterische Gestaltung des geburtstraumatischen Todeserlebnisses kann man im *Werther* zeigen. Die leidenschaftliche Liebesschilderung kulminiert im Suizid des Helden:

> »Über dem rechten Auge hatte er sich durch den Kopf geschossen, das Gehirn war herausgetrieben. [...] Aus dem Blut auf der Lehne des Sessels konnte man schließen, er habe sitzend vor dem Schreibtisch die Tat vollbracht, dann ist er heruntergesunken, hat sich konvulsivisch um den Stuhl herumgewälzt. Er lag gegen das Fenster entkräftet auf dem Rücken [...]« (Goethe, 1774, S. 124).

Entsprechend den Befunden über Suizidfantasien und Suizidinszenierungen, die in einem inneren Zusammenhang zu traumatischen Geburtskomplikationen stehen können bzw. diese widerspiegeln, ist anzunehmen, dass hier Realien der Geburt und Erlebnismaterial aus der späteren Lebensgeschichte ineinander komponiert sind. Entscheidend ist eben, dass in der Liebesbegegnung die Ursituation der Geburt wieder aufbrechen kann.

Als ein weiteres Beispiel für eine Verarbeitung der Geburtsthematik des reifen Goethe möchte ich aus dem Gedicht »Wiederfinden« zitieren, das man als eine ins Kosmologische projizierte Embryologie und Geburt sehen kann. Wie auch Erich Trunz (1967, S. 606) schreibt, kann man die Projektion ins Allgemeine als Ich-Projektion auffassen: »Goethe hatte sich gewöhnt, sein Ich in Zusammenhang mit dem Kosmos zu sehen, und das galt zumal für große Augenblicke des Lebens« (Trunz, 1967, S. 606).

Wiederfinden

[...]
Als die Welt im tiefsten Grunde
Lag an Gottes ew'ger Brust,
Ordnet' er die erste Stunde

Mit erhabner Schöpfungslust,
Und er sprach das Wort: ›Es werde!‹
Da erklang ein schmerzlich Ach!
Als das All mit Machtgebärde
In die Wirklichkeiten brach.

Auf tat sich das Licht! So trennte
Scheu sich Finsternis von ihm,
Und sogleich die Elemente
Scheidend auseinander fliehn.
Rasch, in wilden, wüsten Träumen
Jedes nach der Weite rang,
Starr, in ungemeßnen Räumen,
Ohne Sehnsucht, ohne Klang.

Stumm war alles, still und öde,
Einsam Gott zum erstenmal!
Da erschuf er Morgenröte,
Die erbarmte sich der Qual;
Sie entwickelte dem Trüben
Ein erklingend Farbenspiel,
Und nun konnte wieder lieben
Was erst auseinanderfiel.

Und mit eiligem Bestreben
Sucht sich, was sich angehört,
Und zu ungemeßnem Leben
Ist Gefühl und Blick gekehrt.
Sei's Ergreifen, sei es Raffen,
Wenn es nur sich faßt und hält!
Allah braucht nicht mehr zu schaffen,
Wir erschaffen seine Welt.

So, mit morgenroten Flügeln,
Riß es mich an deinen Mund,
Und die Nacht mit tausend Siegeln
Kräftigt sternenhell den Bund.
Beide sind wir auf der Erde
Musterhaft in Freud' und Qual,

> Und ein zweites Wort: Es werde!
> Trennt uns nicht zum zweitenmal.

Die zweite Strophe schildert die Geburt, die dritte die Trennung, die vierte die Verlassenheit, die fünfte und sechste die Wiederannäherung, das Sich-Wiederfinden. An anderer Stelle wird diese Dramatik seiner Geburt ganz konkret. In fast schon Beckett'scher Manier formuliert er: »Du Mutter, die mich selbst zum Grab gebar« (zitiert nach Fischer, 1986, S. 548). Fischer erläutert: »Das Trauma, zum Tode geboren zu sein, kennen wir bereits von der Weisslingen-Passage im ›Ur-Götz‹ […]. Dem Trauma, von der Mutter zum Tode verurteilt zu sein, setzt Goethe die Selbsterschaffungsphantasie entgegen« (Fischer, 1986, S. 584). Diese Kommentare von Fischer erfolgen auf der Ebene heutiger Bewusstheit, wie sie literarisch beispielsweise von Samuel Beckett wiedergegeben wurde.

Für Samuel Beckett ist eine inhaltliche Leitlinie in seinen Werken die scheiternde Geburt. Sein Beispiel ist deshalb in unserem Zusammenhang so bedeutsam, weil vom Autor selbst der Zusammenhang zwischen perinataler Traumatisierung und dem Paradigma seines Lebenswerkes, der unvollständigen Geburt, hergestellt wird.

Beckett hatte mit seinem Analytiker Wilfred R. Bion einen Vortrag von C.G. Jung besucht, in dem dieser von einer Patientin sprach, die nicht vollständig geboren sei. Becketts Biografin Deidre Bair fasst das Erlebnis von Beckett mit folgenden Worten zusammen:

> »Durch Jungs Worte fand Beckett einen Schlüssel zum Verständnis seiner Mutterbeziehung. Wenn er nicht vollständig geboren war, wenn er wirklich pränatale Erinnerungen hatte und die Geburt als schmerzlich erinnerte, schien es nur logisch, dass der fehlgelaufene und fehlerhafte erste Lebensvorgang zu der mangelhaften und unvollständigen Entwicklung seiner Persönlichkeit führte« (Bair, 1991, S. 277).

Das Bild der misslungenen Geburt ist ein zentraler Bezugspunkt in Becketts Werk, sodass dieser Gedanke beispielsweise auch an zentraler Stelle in *Warten auf Godot* geäußert wird. So sagt Pozzo vor seinem Abgang: »eines Tages wurden wir geboren, eines Tages sterben wir, am selben Tag, im selben Augenblick, genügt Ihnen das nicht? Sie gebären rittlings über dem Grabe, der Tag erglänzt einen Augenblick und dann von neuem die Nacht« (Beckett, 1976, S. 94).

Neben dem Bild der Geburt als Tod steht das Bild des Schlachtens. Alfred Simon fast hierzu zusammen:

> »Das Schlachten ist immer schon da. So stehen die Dinge. Die Geburt ist ein Schlachten, das erste Schlachten, jenes, das es gleichermaßen unmöglich macht zu leben und zu sterben. [...] Die Geburt ist eine Ausstoßung aus dem Mutterleib, und jede Ausstoßung lässt den Ausgestoßenen das Mimodram seiner Geburt symbolisch noch einmal durchleben. In Wirklichkeit wird man nicht geboren, sondern in die Welt geworfen. Es bedürfte einer zweiten Geburt. Man möchte geboren werden, um endlich sterben zu können. Die Frage dieser zweiten Geburt bleibt ungeklärt, und sie wird es bis zu Becketts letztem Werk bleiben. ›Zur Welt kommen, ohne geboren zu sein‹, das ist der Schlüssel zum Schlachten [...]« (Simon, 1988, S. 124f.).

Die geistesgeschichtliche Bedeutung Becketts liegt darin, dass sein Paradigma der misslingenden Geburt mit der Frage der Existenzfindung in einer entgötterten und entmythologisierten Welt zusammenfällt. In einer solchen Welt, in der der Mensch sozial nicht von den institutionalisierten Bildern früher elterlicher Imagines empfangen wird, ist ein wirkliches Ankommen schwer vorstellbar:

> »[S]o illustriert das Nichts bei Beckett auf seine Weise die Unmöglichkeit, vom Tode Gottes zu genesen [...]. Im wesentlichen besteht das kosmische Spiel der Beckett'schen Clowns darin, das Keuchen des zum Leben Verurteilten hören zu lassen [...]. Die Beckett'schen Clowns sind Überbleibsel des religiösen Menschen, der sich noch nicht mit dem neuen Zustand der Dinge arrangiert hat und nun in endlosen komischen Zuckungen stirbt« (Simon, 1988, S. 116).

In den vergangenen Jahren hat sich besonders der Philosoph Peter Sloterdijk mit der lebensgeschichtlichen Bedeutung unserer geburtlichen und vorgeburtlichen Erfahrungen auseinandergesetzt. Er paraphrasiert die Paradoxien der menschlichen Geburtsbedingungen in folgender Weise:

> »Psychotherapie hat mit Menschen zu tun, die daran leiden, daß sie den Sturz aus dem Mutterleib in den Spätkapitalismus verarbeiten müssen. Und man hat das Gefühl, diese Strecke war zu weit. [...] Diese Erfahrung der Härte des Lebens prägt seit mindestens 3.000–4.000 Jahren das Leben der Menschen in den Hochkulturen. Die historische Antwort auf dieses Mißverhältnis sind die Hochreligionen. Der Nachteil, geboren zu sein, mit dem alle Psychotherapie zu tun hat, resultiert in dem Unbehagen an dieser Realität, unserer ›a priorischen Schräglage‹ des Lebens in diesen sozialen Ordnungen, die offenbar nicht die Ordnungen sind, auf die hin menschliches Leben von seinen Bedürfnissen her ausgerichtet ist« (Sloterdijk, 1986, S. 257).

Aus der von Sloterdijk benannten existenziellen »Schräglage«, die in den Besonderheiten der menschlichen Geburt begründet ist, resultiert das Bedürfnis der Menschen, sich ihre Befindlichkeit in der Welt immer neu zu vergegenwärtigen und zu klären – das Verhältnis von diesseitiger und jenseitiger Welt –, um den Transformationspunkt der Geburt immer wieder neu zu balancieren. Da ist es vielleicht nicht verwunderlich, wenn es zukünftig gelingen wird, die Geburtsdynamik auch als Grundstruktur von Erzählungen zu entschlüsseln.

Perinatale Dynamik als Grundstruktur von Erzählungen

Der Bremer Erziehungswissenschaftler Johannes Merkel hat die zuvor skizzierten Zusammenhänge erstmals genauer untersucht. Aus der Analyse von Erzählungen und Traumerfahrungen hat er ein zentrales Muster erkannt und stellt fest, »dass der Einbruch des unerwarteten Ereignisses (einem zentralen Strukturmuster von Erzählungen) in der Störung vorgebildet ist, die das Kind am Ende seiner vorgeburtlichen Existenz überrascht, dass also das narrative Strukturmuster die tief im Unbewussten verschüttete Geburtserfahrung nachbildet« (Merkel, 2000, S. 267).

Er bezieht sich dabei auf Rank, der schon die Kämpfe, die der Heros der Heldenepen zu bestehen hat, auf die traumatisierenden Erfahrungen des Geborenwerdens bezog. Dafür spreche, dass die Gegner, denen er in den klassischen Heldenmythen entgegentritt, fast durchweg archetypische Gestalten seien, wie sie auch gerade im Erlebnismaterial der dritten Grof'schen Matrix (Austreibungsphase) immer wieder auftauchen: Drachen, Schlangen, reißende Raubtiere, teuflische Figuren:

> »Dem entsprechen die unlösbaren Aufgaben, die dem Helden auferlegt werden, beispielsweise das Herakles auferlegte Reinigen des Augiasstalles. [...], auch das formale Muster dieser Kämpfe dürfte die Erlebnisqualität der Geburt nachbilden: Zum Helden wird der Held, indem er aus einem aussichtslosen Kampf als Sieger hervorgeht, allen Widrigkeiten und Schicksalsschlägen zum Trotz nicht aufgibt. [...]
>
> Unser kulturübliches Schema einer erzählbaren Geschichte scheint demnach, selbst noch in den trivialsten und alltäglichsten Erscheinungsformen, diese tief in unserem Unbewussten verschüttete und doch zugleich menschlichste Erfahrung der Nöte des Geborenwerdens und ihrer Überwindung zu aktivieren. [...]
>
> Jüngeren Kindern, die noch offener sind für ihre inneren Wahrnehmungen, sie weniger gegen die Außenwelt absetzen, sich auch noch weniger gegen ihre unbewussten Regungen abschotten, ist diese Erfahrungsschicht sicher noch zugänglicher und wird noch als ebenso ›wirklich‹ betrachtet wie die greifbare, hörbare, sichtbare Umwelt. Setzt man voraus, dass Erzählungen ihrer Struktur nach diese Erlebnisschicht aufrühren, dass Ohnmacht und Aussichtslosigkeit des kindlichen Organismus zwischen der zweiten und dritten Matrix reaktiviert werden, dann scheint es nachvollziehbar, warum Kinder so lange Erzählungen von sich geben, deren Helden von hoffnungsloser Unterlegenheit heimgesucht sind und schlicht von ihren Widersachern zermalmt werden. [...]
>
> Schließlich erwiese sich die Entwicklung der Konfliktmuster kindlicher Erzählungen, wie sie Sutton-Smith (1981, S. 87) [...] beschreibt, als fortschreitende Verarbeitung und Bewältigung der Hilflosigkeit und des Ausgeliefertseins, die in der Geburtserfahrung erlitten werden. Auch wenn ich diese Überlegungen im vorsichtigen Konjunktiv stehen lasse, scheinen sie mir doch eine Plausibilität zu haben, die für sich selbst spricht.
>
> Dass Kinder den Erzählungen der eigenen Geburt noch näherstehen, zeigt sich [...] an der Häufigkeit und Klarheit, mit der sie Kinderträume zur Darstellung bringen. Es ist beispielsweise kaum möglich, die Grundströmung der zweiten Grof'schen Matrix knapper und zutreffender wiederzugeben als der Traumbericht des elfjährigen Jan: ›Ich

> bin in einer Höhle. Eine Spinne hat den Eingang zugesponnen. Alle Monster greifen mich an. Es gibt keinen Ausweg‹ (Rappsilber-Kurt, 1989, S. 33). […]
>
> Oder, um ein anderes Beispiel zu geben, der Traum eines Siebenjährigen, der das Konfliktmuster der versuchten Gegenwehr und der Hilfe von außen vorführt und zugleich den unabweisbaren Eindruck macht, von einer Zangengeburt zu handeln:
>
> ›Ich war in einem Stollen mit Gold. Plötzlich fiel ein großer Stein vom Berg, und ich konnte nicht aus dem Stollen raus. Da habe ich mein Werkzeug genommen und habe den Stein aus dem Weg geräumt. Doch hinten fielen wieder Steine und verschütteten den Stollen. Dann kam ein Bagger und hat mich auf einen Laster gehoben der Laster hat mich in den Fluss gekippt‹ (Rappsilber-Kurt, 1989, S. 31)« (Merkel, 2000, S. 268ff.).

Ich habe Merkel so ausführlich zitiert, weil er zeigt, welche Potenziale in einer interdisziplinären Erfassung kultureller Gestaltungen liegen. Durch die Zersplitterung des universitären Feldes kommt es kaum zu so integrativen Einsichten, und auch die Wirkung solcher erhellenden Überlegungen, wie Merkel sie hier anstellt, bleibt wohl sehr begrenzt. Seine Überlegungen eröffnen den Blick auf sehr tief liegende Strukturen menschlicher Geistestätigkeit. Nach dem Erzählforscher Jérôme Bruner (1997) ist es nämlich ein »entscheidendes Merkmal des Erzählens«, dass es Verbindungen zwischen dem Gewöhnlichen und dem Außergewöhnlichen herstellt oder, anders ausgedrückt, das bislang gültige Skript und die ihm zugewiesene Sinngebung umzuschreiben erlaube.

Wenn man den Erzählforschern folgt, sind vor allem Störungen des geregelten Lebens Motiv für Erzählungen. Die Welt muss gewissermaßen immer wieder neu geordnet werden, und das geschieht im Erzählen. Aus pränatalpsychologischer Sicht ergibt sich daraus folgende Überlegung: Die jeweilige Balance zwischen unserer Realität und deren symbolischer Vermittlung mit der pränatalen Urerfahrung wird durch eine »Störung« erschüttert und muss durch die Erzählung eine neue Sinngebung erfahren, damit wir uns wieder in einer lebbaren Balance zwischen pränataler Urerfahrung und realer Lebenswelt fühlen können. Dieser transformatorische Prozess ermöglich aber zugleich die Integration von immer neuen Erfahrungen.

Geschichte ist in diesem Sinne wesentlich auch ein Prozess der zunehmenden Komplexität unserer Subjektivität und Ich-Struktur. Dies wiederum steht in Wechselwirkung mit den geschichtlichen Ereignissen und den komplexeren gesellschaftlichen Strukturen. Die Entdeckung der Erlebnisbedeutung der Geburt und deren traumatischer Aspekte ist deshalb keine Entdeckung einer äußeren Tatsache, sondern das Ergebnis der Ausdehnung der inneren Wahrnehmung in die vorsprachliche Zeit hinein und Ausdruck einer Einfühlung in die frühe Lebenswirklichkeit.

Dies ermöglichte eine Reflexion in Bezug auf die Wurzeln unserer Subjektivität und damit eine größere Selbstverantwortlichkeit und Beziehungsfähigkeit, insofern es dadurch möglich wird, auch für die Gefühle und Impulse, die aus Erfahrungen aus der vorsprachlichen Zeit resultieren, Verantwortung zu übernehmen. Diese Erweiterung bedeutet ein Mehr an Reife, Erwachsensein sowie innerer und äußerer Handlungsfähigkeit.

Die hier angedeuteten Zusammenhänge sind im neueren mentalitätsgeschichtlichen Diskurs sowohl von tiefenpsychologischer als auch soziologischer Seite bereits weiter entfaltet (vgl. Janus, 2013c). In Umrissen lässt sich der geschichtliche Prozess als ein psychologischer Entwicklungs- und Wachstumsprozess (Janus, 2008) beschreiben.

Eine Entwicklungsstufe in diesem Prozess ist die Erweiterung der Selbstwahrnehmung und Einfühlung, wie sie sich in der Psychoanalyse und der Tiefenpsychologie vollzogen hat. Ein konkreter weiterer Entwicklungsschritt in diesem Rahmen ist nunmehr der von Rank vollzogene Perspektivwechsel von der seinerzeit noch dominierenden Vaterdimension mit der Erschließung des Fortlebens der kindlichen Gefühle in Bezug auf den Vater zu der Erschließung des Fortlebens der frühen Gefühle in Bezug auf die Mutter, auch aus der Zeit vor und während der Geburt. Behandlungstechnisch bedeutete das in der Regel einen Wechsel vom Assoziieren und Deuten hin zum Empfinden und Erleben.

Die Erweiterung der Wahrnehmung um das Erleben der frühesten Mutterdimension – individualpsychologisch und kollektivpsychologisch – stellt eine Erweiterung der Subjektivität und der reflexiven Möglichkeiten dar, die in ihrem Ausmaß noch gar nicht ausgelotet sind. Die Sphärentrilogie von Sloterdijk (1998, 1999, 2004) stellt hierzu einen philosophischen Ansatz dar, das

Werk von deMause (2005) leistet dies in Bezug auf historische und politische Prozesse und das Buch von Robin Grille *Parenting for a peaceful world* (2005) beschreibt die Friedenspotenziale in einer Verbesserung der Frühsozialisation in den verschiedenen Gesellschaften.

Der Diskussion der Erlebnisbedeutung der Geburt kommt bei dieser Erweiterung der Wahrnehmung eine Schlüsselrolle zu, weil ihre Bedeutung sich gerade wegen der traumatischen Aspekte heute relativ schlüssig zeigen und erfassen lässt. Ein integrativer Diskurs in den psychotherapeutischen Gruppen könnte das jeweils in ihnen erarbeitete fragmentarische Wissen in einer Weise zusammenfügen, dass sich die Therapie in diese Richtung öffnet und einen wesentlichen Aspekt menschlichen (Er-)Lebens besser integriert.

Doch hat die menschliche Geburt einige grundsätzliche Besonderheiten mit basalen psychologischen Implikationen, die zunächst erläutert und verstanden sein müssen, weil dies eine wichtige Voraussetzung für einen solchen integrativen Diskurs darstellt. Hierzu werden die Rahmenvorstellungen im folgenden Teil entwickelt.

Rahmenvorstellungen zu den biopsychologischen Besonderheiten der menschlichen Geburt

Anthropologische und psychologische Bedeutung der »physiologischen Frühgeburtlichkeit«

Die biologische Besonderheit des Menschen im Vergleich zu anderen Primaten ist die so auffällige und lang andauernde Hilflosigkeit der Säuglinge. Der biologische Hintergrund hierfür ist die sogenannte physiologische Frühgeburtlichkeit (Portmann, 1969), deren psychologische Konsequenzen von großer Bedeutung sind. Wegen der durch diese Frühgeburtlichkeit bedingten enormen Hilflosigkeit lebt der menschliche Säugling in einer Doppelwelt: zum einen im Schutzraum primärer elterlicher Fürsorge und Bezogenheit, der den Uterus ersetzt, denn er wird genährt, gewärmt, geschützt, herumgetragen und mit der Intimität körperlicher Nähe und Berührung versorgt; zum anderen lebt er in der Außenwelt und ist deren Einflüssen ausgesetzt. Das kann auch zu Verwirrungen zwischen Innen- und Außenwahrnehmungen führen, was der Psychosomatiker und Kulturpsychologe Horia Crisan (2013) im Einzelnen dargestellt hat. Überlebenswichtig ist deshalb der primäre Schutz und die Vollversorgung durch die Eltern, die ihm die Sicherheit der vorgeburtlichen Welt auch gefühlsmäßig ersetzen.

Da sich der menschliche Säugling nicht an seiner Mutter festhalten kann, weil er zu schwach ist und diese kein Fell hat, muss er sich seinen Platz durch Beziehung erobern und sichern, und er tut dies durch Augenkontakt, Mimik, Gestik und stimmlichen Appell (Morgan, 1959). Die feine Abstimmung zeigt sich unter anderem darin, dass der Säugling sich in guter Stimmung im

Rhythmus der mütterlichen Stimme bewegt, was man besonders gut sehen kann, wenn er auf einer Unterlage liegt und die Mutter sich über ihn beugt und auf ihn einspricht.

Diese Abstimmung in der Bewegung gibt es auch schon vorgeburtlich und man könnte sie als »fötalen Tanz« beschreiben. In der feinen Abstimmung in Bewegung und in Gefühlen der Verbundenheit, die man erst durch das Filmen der Mutter-Kind-Interaktion in ihrem ganzen Ausmaß erkannt hat, stellt sich nachgeburtlich etwas von der primären Einheit vor der Geburt wieder her.

Im Kontakt mit der Mutter ist das Kind in der Lage, auch gefühlsmäßig an die Beziehung vor der Geburt wieder anzuschließen. Das geschieht, wie noch einmal betont sei, durch die Abstimmung im Kontakt über die Augen, über Mimik, Gestik, Bewegungen und wechselseitige Empathie. Ähnliches meint das sogenannte »attunement« (Dornes, 1982), also die wechselseitige Feinabstimmung. Die Beziehungsintensität zwischen Mutter und Kind kompensiert also den biologischen Mangel der Frühgeburtlichkeit.

Dies ist der Wurzelgrund für die existenzielle Intensität menschlicher Beziehungen. Es geht nicht nur um Sicherheit, sondern immer auch um die Bewahrung der Integrität, der inneren Einheit, die zu früh verloren wurde. Dies bedeutet gleichzeitig die Notwendigkeit zu einer frühen Integration und Balancierung der verschiedenen Aspekte der Umwelt, der komplexen eigenen Erlebniswelt und des Verhaltens der Mutter. Wie das Kind vor der Geburt ständig die Bewegungen und die wechselnden Gefühle der Mutter ausbalancieren muss, so muss es nach der Geburt gerade wegen seiner durch die »physiologische Frühgeburtlichkeit« bedingten elementaren Abhängigkeit auch ständig das wechselnde Verhalten und die emotionalen Bewegungen im Erleben der Mutter ausbalancieren. Die Folge hiervon ist eine Art vorzeitiger »Ich«-Entwicklung, das Ich verstanden als eine zentrale regulierende Instanz.

Das »Ich« eines Affenbabys, soweit man hiervon reden kann, ist eingebettet in die adäquate Lebenssituation mit der Mutter. Das Ich eines menschlichen Säuglings ist hingegen herausgefordert, seine Sicherheit und seine innere Integrität durch eine subtile Abstimmung mit der Mutter und deren psychokultureller

Identität immer wieder herzustellen und aufrechtzuerhalten. Eine Voraussetzung ist eben die besondere Intensität der Mutter-Kind-Beziehung.

Schon Freud hatte diese Zusammenhänge aus einer Ahnung heraus diskutiert, wenn er schreibt:

> »Der biologische Faktor ist die lang hingezogene Hilflosigkeit und Abhängigkeit des kleinen Menschenkindes. Die Intrauterinexistenz des Menschen erscheint gegen die der meisten Tiere relativ verkürzt; er wird unfertiger als diese in die Welt geschickt. Dadurch wird der Einfluß der realen Außenwelt verstärkt, die Differenzierung des Ich vom Es frühzeitig gefördert, die Gefahren der Außenwelt in ihrer Bedeutung erhöht und der Wert des Objekts, das allein gegen diese Gefahren schützen und das verlorene Intrauterinleben ersetzen kann, enorm gesteigert. Dies biologische Moment stellt also die erste Gefahrensituation her und schafft das Bedürfnis, geliebt zu werden, das den Menschen nicht mehr verlassen wird« (Freud, 1926, S. 186).

An anderer Stelle wird der biopsychologische Zusammenhang noch einmal explizit gemacht: »Das psychische Mutterobjekt ersetzt dem Kinde die Fötalsituation« (Freud, 1926, S. 169). Hier ist die Entdeckung der physiologischen Frühgeburtlichkeit also auf einer psychologischen Ebene vorweggenommen. Wenn aber ein Wirklichkeitszusammenhang auf verschiedenen methodischen Ebenen, hier also der psychobiologischen von Freud und der evolutionsbiologischen von Portmann, in gleicher Weise beschrieben wird, dann spricht dies für seine große Bedeutung und kann als ein Beleg für die Realität des Zusammenhangs gelten.

Bei der Abstimmung zwischen Mutter und Kind spielen rhythmische Mitbewegungen, lautliche Nachahmungen und emotionales Mitschwingen eine wichtige Rolle. Im rhythmischen Wiegen wird das vorgeburtliche Gewiegtwerden durch den Gang der Mutter wiederhergestellt, und ebenso wird im Tönen, Sprechen und Singen der Mutter die Verbindung zur vorgeburtlichen akustischen Welt reaktualisiert (Meiello, 1999). Wir dürfen vermuten, dass in dieser Konstellation die Wurzeln von Tanz, Musik und Sprache begründet sind. Der Musikwissenschaftler Richard Parncutt sagt lapidar: »Die Musik ist die pränatale Mutter« (Parncutt & Kessler, 2007). Durch Tanz, Musik und Sprache werden lebenslang Anklänge an die vorgeburtliche Einheit im Vollzug mit anderen wiederhergestellt. All dies ermöglicht ein wechselseitiges emotionales Mitschwingen, wie es in der vorgeburtlichen Situation gegeben war.

Ich habe die psychologischen Implikationen der physiologischen Frühgeburtlichkeit etwas ausführlicher geschildert, weil die Nichtberücksichtigung dieser Implikationen einen Teilgrund darstellt für die Polarisierung in der Einschätzung der Bedeutung der Geburtsdynamik zwischen einer an Freud und Melanie Klein orientierten Psychoanalyse einerseits sowie der Erweiterung von Rank und den Regressionstherapien andererseits.

Die Entwicklung hin zum aufrechten Gang und die Größe des Kopfes erzwangen bei dem anatomisch vorgegebenen Geburtskanal durch das Becken eine Verkürzung der Schwangerschaft, um die Geburtsfähigkeit zu erhalten. Doch wurde die Geburt dadurch zu einer für den Menschen typischen Grenzsituation, die im Gegensatz zu allen anderen Entwicklungsvorgängen traumatische Aspekte beinhaltet und in rund 10 Prozent der Fälle einer ärztlichen Unterstützung bedarf (heute real sogar bei 70 Prozent, was aber ein anderes und eigenes Thema wäre, woran die kulturelle Prägung des Umgangs mit Geburt deutlich wird).

Zudem ist die Geburt beim Menschen nur möglich, weil, anders als bei allen anderen Säugetieren, die Schädelnähte offen sind. So ist eine gewisse Verformung des Kopfes im Geburtsvorgang möglich, die »Konfiguration« im Jargon der Geburtshelfer, deren Reste als ein bleibendes Merkmal an den Besonderheiten der individuellen Schädelform lebenslang ablesbar sind und es dem Kundigen erlauben, den Geburtsprozess der jeweiligen Person zu rekonstruieren.

Die Folgen der Belastungen des Kopfes bei der Geburt sind das Arbeitsfeld der Craniosacraltherapeuten, Osteopathen (Liem, 2013) und psychosomatischen Kieferorthopäden (Bahnemann, 1992). Diese Grenzbelastung bei der Geburt betrifft auch die Halswirbelsäule, sodass es zu Distorsionen besonders im ersten Halswirbelgelenk kommen kann, die zu Symmetriestörungen dieses Teils der Wirbelsäule führen können, dem sogenannten KISS-Syndrom oder der Kopfgelenkinduzierten Symmetrie-Störung (Biedermann, 2007).

Es macht also die Dramatik der menschlichen Geburt aus,

dass sie zum einen durch die Enge des Geburtskanals körperlich traumatische Aspekte haben kann und dass sie zum anderen für das Kind »zu früh« und unvermittelt kommt, sodass es eigentlich noch nicht darauf vorbereitet ist. Dies begründet die besondere Empfindlichkeit des Kindes bei der Geburt und des Neugeborenen, die eben durch die besondere Intensität der Mutter-Kind-Beziehung nach der Geburt ausgeglichen werden kann, indem das Kind an die Intimität der vorgeburtlichen Beziehung innerlich wieder anschließen darf. Dies ermöglicht ihm, seine innere Kontinuität und Integrität zu wahren.

Gleichzeitig wird aus dem Gesagten doch auch verständlich, wie verletzbar und störbar dieser Wechsel von der vorgeburtlichen in die nachgeburtliche Welt ist, wie er sich durch den Prozess der Geburt, des Gebärens und des Geborenwerdens vollzieht. Dies erklärt einige wesentliche seelische und psychosomatische Folgewirkungen der Geburt, die jetzt benannt werden sollen. An erster Stelle steht der »Selbstverlust«.

Die Psychodynamik des »Selbstverlustes« bei der Geburt

Eine der wichtigen intuitiven Entdeckungen von Otto Rank war, dass es durch ein stärkeres Geburtstrauma zu einem »Selbstverlust« kommen kann. Unter den damals gegebenen Erkenntnisbedingungen konnte Rank dies nicht tiefer klären, sah aber das Ziel einer erfolgreichen Psychotherapie in der Verarbeitung des Geburtstraumas, um eine Ablösung aus der »analytischen Situation« zu erreichen, die er als eine »Muttersituation« verstand, und zwar ohne einen »Selbstverlust«, der eben mit der traumatisch beeinträchtigten Geburt verbunden gewesen war.

Der Pränatalpsychologe Terence Dowling (vgl. www.ephd.de) hat dieses Geschehen des Selbstverlustes bei der Geburt in seinen Seminaren dadurch verständlicher gemacht, dass er es mit dem Stressmodell von Selye und den Beobachtungen Pawlows bei traumatischer Überreizung in Verbindung brachte (Dowling, 1989). Schon Frank Lake hatte in diesem Zusammenhang von »transmarginal stress« gesprochen. Starker Stress, wie er eben bei der Geburt gegeben sein kann, führt zu kompensatorischen

Notreaktionen und übermäßiger Stress zu einem Zusammenbruch der normalen Koordinationsmöglichkeiten und einem chaotischen Verhalten, wie dies Pawlow bei seinen Hundeversuchen beobachtet hatte. Psychologischer ausgedrückt, kommt es bei starkem Stress zu einer Dissoziation und bei Hyperstress zu einem Zusammenbruch des Erlebens, eben einem »Selbstverlust« in der Ausdrucksweise von Rank.

Unabhängig von Dowling hat die Psychoanalytikerin Renate Hochauf (2007) diese Erlebnisdynamik bei Hyperstress in Form von Dissoziation und Zusammenbruch des Erlebens sehr differenziert bei der Aktivierung von Überlebenssituationen vor, während und nach der Geburt beschrieben. Dass es bei einer Geburt zu einem solchen Hyperstress kommen kann, ist eben Folge des evolutionsbiologischen Kompromisscharakters der menschlichen Geburt mit der körperlichen Überlastungsmöglichkeit durch die Enge des Geburtskanals und der Kontinuitätsgefährdung durch die relative Unvorbereitetheit auf die eigentlich »zu frühe« Geburt.

Noch einmal möchte ich auf die Situation in den zwanziger Jahren zurückkommen, als Rank seine Einsichten in die Erlebnisbedeutung der Geburt erstmals formulierte. Die Problematik in der Vermittlung seiner Einsichten bestand unter anderem darin, dass diese hier beschriebenen Differenzierungen in der damaligen Zeit noch nicht möglich waren und alle Aspekte unter dem Terminus »das Geburtstrauma« zusammengefasst wurden. Dazu kommt noch ein weiterer Aspekt, den man als »kollektive Verdrängung« des Geburtserlebens bezeichnen könnte. Dabei ist der Ausdruck »Verdrängung« nicht ganz korrekt, richtig ist, dass das Erlebnis der Geburt in den vormodernen Kulturen außerhalb der inneren Wahrnehmungsmöglichkeiten lag.

Die »Entdeckung« der Erlebnisbedeutung der Geburt ist Ausdruck eines seelischen Wachstumsprozesses mit einer Steigerung der Empathie, wie er im Gefolge der Aufklärung und der zunehmenden Sicherheit in den westlichen Gesellschaften möglich war. Es war so etwas wie eine seelische Besiedlung eines vordem rein biologischen Geschehens. Da sich diese seelische Erweiterung nur in kleinen Kreisen der fortgeschrittenen und gebildeten Schichten der Gesellschaft vollzog, wurde die Geburt im allgemeinen gesellschaftlichen Bewusstsein sogar noch bis in die Mitte des letzten Jahrhunderts als ein rein biologisches Geschehen gesehen, ohne ihr eine psychologische Bedeutung zuzumessen.

Der Grund hierfür hatte mehrere Aspekte: Rank sah vor allem die Stärke des Geburtstraumas als Grund für die »Verdrängung« an und beschrieb die kulturellen Gestaltungen und insbesondere die Religion als kollektive Kompensation, Tröstung und kollektiven Ersatz für die so traumatisch verlorene »erste Heimat«. Auch hier ermöglicht die Einbeziehung der psychologischen Implikationen der »physiologischen Frühgeburtlichkeit« eine ausgewogenere Darstellung. Eine wesentliche Folge dieser Frühgeburtlichkeit ist nämlich die elementare Projektionsneigung des Menschen, die man sogar wegen ihres quasi biologischen Charakters als ein natürliches Merkmal des Menschen bezeichnen kann.

Die genuine Projektionsneigung des Menschen

Die »zu frühe« Geburt, gewissermaßen mitten in der Dauer der ursprünglichen Schwangerschaft, führt dazu, dass das Kind nicht nur körperlich, sondern auch seelisch und verhaltensmäßig unreif geboren wird. In der Psychoanalyse hatte man die Vorstellung entwickelt, dass das Kind vor der Geburt in einer Art von halluzinatorischem oder traumartigem Erlebnismodus lebt, gewissermaßen in den Imaginationen der eigenen Gefühle und Impulse. Besonders Carl Gustav Jung hatte dies, Freud'schen Anregungen folgend, im Zusammenhang mit seiner Untersuchung psychotischen Erlebens differenzierter dargestellt (Jung, 1985; siehe auch Ferenczi, 1913).

Durch die zu frühe Geburt befindet sich das Kind in diesem fötalen Erlebnismodus, der aufgrund des Schutzverhaltens und der Versorgung durch die Eltern sogar bestätigt wird, insofern sich das Kind anders als andere Nestflüchter zunächst nicht mit den Realien der Außenwelt auseinandersetzen muss. Ein kleines Fohlen wird durch die Anforderungen der Realität gezwungen, den Wechsel von der Innenwelt in die Außenwelt auch seelisch und im Verhalten zu vollziehen. Es kann dies leisten, weil es »reif« zur Welt kommt und sich von daher in die Programme seiner Instinkte einklinken kann.

Das Menschenkind hingegen lebt gewissermaßen in zwei Welten, zum einen in der realen Welt und gefühlsmäßig zum Teil noch in einer zweiten, imaginativen Welt, einer traumartigen magischen »Weltauffassung«, in der der Makrokosmos der Welt ein gefühlter Ersatz für den Mikrokosmos der vorgeburtlichen Welt darstellt. In diesem Sinne fühlt sich das Kind zum Teil in der Welt wie in einem immerwährenden Zuhause, das mit dem primären Zuhause als identisch erlebt wird. Dies ist der Kern der biopsychologischen Besonderheit des Menschen, den ich als jene genuine Projektionsneigung beschreibe, dass Menschen die Welt zum Teil im Spiegel letztlich fötaler Erwartungen erleben, wie dies auch schon Freud formuliert hatte:

> »Die Bedeutung der Phantasien und unbewußten Gedanken über das Leben im Mutterleibe habe ich erst spät würdigen gelernt. Sie enthalten [...] die tiefste Begründung des Glaubens an ein Fortleben nach dem Tode, welches nur die Projektion in die Zukunft dieses unheimlichen Lebens vor der Geburt darstellt« (Freud, 1900, S. 391).

Das Prekäre an diesem Zusammenhang ist natürlich, dass Menschen fortwährend damit konfrontiert sind, dass die reale Welt dieser Traumwelt nicht entspricht. Das ist etwas spezifisch Menschliches und anderen Tieren – soweit wir wissen – vollständig fremd, die die Welt so nehmen, wie sie ist, und nie den Impuls hätten, die Welt fortwährend nach dem Bild einer verlorenen Mutterleibswelt umzubauen. Otto Rank (1932, S. 125ff.) formulierte, wie erwähnt, diesen Zusammenhang so, dass die Menschen im Makrokosmos der Welt den Mikrokosmos der verlorenen Mutterleibswelt wiederzufinden suchen. Und der Verhaltensforscher Desmond Morris (1983) bemerkte lakonisch: »Wir Menschen sind die einzige Art, die sich ihren Zoo selbst baut.«

Der Mensch bleibt zu einem Teil genuin auf diese frühe Zeit fixiert, was dazu führt, dass er sich die helfenden und Geborgenheit bereitstellenden Eltern in der Form von mächtigen Bildern imaginiert und dies in der Kunst und den kulturellen Gestaltungen anschaulich macht (Janus & Evertz, 2008; Rank, 1932).

Die von Otto Rank sogenannte kollektive Verleugnung des Geburtstraumas ist nicht Folge oder nur zum Teil der Dramatik des Geburtstraumas geschuldet, sondern wesentlich eine Folge der physiologischen Frühgeburtlichkeit. Das führt nun wiederum zu der Frage: Wie kann es möglich werden, diese kollektive Verleugnung zu überwinden? Der Vollständigkeit der Argumentation wegen ist nun zu erklären, wie es möglich wurde, dass wir unsere Selbstreflexion im Laufe der Geschichte so weit treiben konnten, dass wir nicht nur unsere reiferen Gefühle sprachlich erschließen konnten, wie es in der Dichtung geschehen ist, sondern im letzten Jahrhundert auch unsere vorsprachlichen Gefühle und Empfindungen, wie es im Rahmen der Psychotherapie realisiert wurde.

Der Aufbau des modernen Ichs

Theodor W. Adorno und Max Horkheimer (1988) hatten die Leitlinie des historischen Prozesses der stärkeren Strukturierung des Ichs in der »Verinnerlichung des Opfers« gesehen, also der Entwicklung vom Opfer über das Gewissen hin zur eigenen Verantwortung. Man kann das im Sinne des vorangehenden Absatzes als eine Rücknahme von Projektionen sehen: Der frühe Mensch lebte über die Projektion fötaler Gefühle auf die Welt in einer fantasierten Ureinheit mit der Natur. Selbstbestimmtes Tun störte diese Ureinheit und wurde dann im »Opfer« stellvertretend gebüßt. Im strukturierten Ich späterer Zeit wird der gleiche Zusammenhang innerlich als Schuldgefühl reguliert. Im archaischen Ich geht es um die »Einheit mit der Welt«, im modernen Ich um die »Einheit mit sich selbst«.

Schuldgefühle wurden nicht mehr »als Opfer von etwas« extern ausgelebt, sondern innerlich über das Gewissen reguliert und sogar mittels eines verantwortungsvollen Handelns schon vorweg integriert. Sigmund Freud sah den geschichtlichen Prozess als einen Prozess der zunehmenden Verdrängung. Das beinhaltet den Aspekt einer Zunahme der Steuerung, sodass diese Aussage zu der von Adorno und Horkheimer bezüglich der Bedeutung der zunehmenden Verinnerlichung zum Teil gleichsinnig ist.

Der Schweizer jungianische Analytiker Willy Obrist (1988, 2013) hat den historischen Prozess vom archaischen projektiven Bewusstsein zum modernen, stärker innenregulierten Bewusstsein noch differenzierter beschrieben als zunehmende Fähigkeit der Unterscheidung von Ich und Nicht-Ich und kann anschaulich machen, wie auf der Ebene der Stammeskulturen Ich und Welt traumartig verbunden sind, das heißt, die reale Welt wird gefühlsmäßig als Ersatz für die zu früh verlorene Mutterleibswelt genommen. Der Druck der Realität stellt diese Gefühlsvermischung immer wieder infrage und zwingt die Menschen zu ichstärkender Besinnung.

In diesem geschichtlichen Prozess entwickelt sich darum eine zunehmende Differenzierung: Die jenseitige Welt ist in den antiken Kulturen nicht mehr, wie bei den Stammeskulturen, weitgehend identisch mit der realen Welt, sondern wird in eine Himmelsregion verlegt, von wo aber immer noch das entscheidende Geschehen der Welt bestimmt wird, wie es in der *Ilias* so anschaulich geschildert wird. Die zunehmende Fähigkeit, die Welt nach dem eigenen Wissen zu gestalten, sie gewissermaßen zu einer Art unvollkommener Himmelswelt umzugestalten, in der es sich aber doch gut leben lässt, ist Ausdruck und Bestätigung einer zunehmenden Ich-Stärke und einer inneren Steuerungsfähigkeit.

Diese Entwicklung kulminiert über einige Zwischenstufen in dem epochalen Mentalitätswandel der Aufklärung mit der Überführung der Gottesrechte in die Menschenrechte und der Lösung aus projektiven Abhängigkeitsverhältnissen mit der Befreiung aus »selbstverschuldeter Unmündigkeit« (Kant, 1874, S. 20). Auch dies lässt sich als Rücknahme von Projektionen beschreiben oder, wie Schiller es in dem Gedicht *Das Ideal und das Leben* ausdrückte: »Und setzt Du die Gottheit in deinen Willen ein, steigt sie von ihrem Weltenthron« (1795).

Unser Leben wird also nicht mehr allein von Gott und seinen irdischen Stellvertretern bestimmt, sondern wir sind aufgerufen, selbst für unser Handeln und unsere Beziehungen Verantwortung zu übernehmen. Die dabei auftretenden Konflikte werden in der Literatur des 19. Jahrhunderts geschildert, und die Psychoanalyse und die Tiefenpsychologie des 20. Jahrhunderts zeigen und reflektieren die Bedeutung der Elternbeziehung für die Erreichung einer handlungsfähigen Autonomie und Verantwortlichkeit.

Die in dem ganzen historischen Geschehen der Rücknahme pränatal bedingter Projektion zum Ausdruck kommende und realisierte Stärkung unserer Handlungs- und Reflexionsfähigkeit hat einen weiteren Schritt in unserer Selbsterkenntnis ermöglicht, der in einigen Ansätzen auch eine Reflexion vorgeburtlichen und geburtlichen Lebens gestattet.

Wenn man in diesem Sinne den geschichtlichen Prozess auch als Wachstumsprozess des Ichs oder des Selbst versteht, dann steht also der Entdeckungsprozess des Geburtserlebens und seiner Dynamik in Wechselwirkung mit einer Ich-Stärkung im Laufe des letzten Jahrhunderts. Sie kommt in der gewachsenen Einfühlung und einem weniger projektiven Stil im gesellschaftlichen Geschehen zum Ausdruck. Dem entsprechen die komplexe Regulationsfähigkeit im gesellschaftlichen Leben und die daraus resultierende soziale Sicherheit.

All das erlaubt heute eine Introspektionsfähigkeit in das eigene Erleben und die eigene Geschichte, die früher, als noch alles in den Händen von höheren Mächten lag, unbekannt war. Dazu kommt, dass Schwangerschaft und Geburt heute durch das medizinische Wissen nicht mehr lebensbedrohlich sind, sondern ein Geschehen im eigenen Leben. Dies ist der Hintergrund, vor dem es heute möglich ist, auch das Erleben bei der Geburt anzuerkennen und es zu erkunden.

Die Voraussetzung dazu ist die Vergegenwärtigung und Darstellung der Verstehensmöglichkeiten des Erlebens bei der Geburt in seinem besonderen existenziellen und leibnahen Charakter, wie dies im folgenden therapeutischen Teil erläutert werden soll. Ein Abriss des Erlebensprozesses bei der Geburt soll dabei am Anfang stehen.

Verstehensmöglichkeiten des Geburtserlebens

Der Erlebnisprozess der Geburt

Die Beobachtung und Erkundung der Aktualisierungen frühester Erlebnisvorgänge aus der Zeit vor und während der Geburt, wie sie im Rahmen der Regressionstherapien in den letzten Jahrzehnten erfolgten, lassen es heute zu, eine ungefähre Charakteristik des kindlichen Erlebens bei der Geburt zu beschreiben. Schon Rank hatte in Bezug auf diese Aktualisierungen von »Reproduktionen« gesprochen, um auszudrücken, dass es sich um ein *Wieder*erleben ursprünglicher Erfahrungen handelt. Fodor sprach vom »organismischen Bewusstsein« und Janov von einem primären Erleben oder auch von einem »Primal«, wenn das aktuelle Erleben von einem früheren Erlebniszustand ergriffen und bestimmt wird.

Die Pränatale Psychologie geht heute davon aus, dass das vorgeburtliche Kind ein wahrnehmendes Wesen ist, das fühlt, empfindet und sich erinnert sowie sich in einer innigen Beziehung zu dem es tragenden mütterlichen Wesen befindet. In subtiler Weise reagiert das Kind auf die Gefühle und Befindlichkeiten der Mutter, wie zahllose Einzelbeobachtungen gezeigt haben. So reagierte etwa, wie sich dies im Ultraschall beobachten ließ, ein Kind, das beim Rauchen der Mutter immer unruhige Bewegungen gezeigt hatte, schon dann, wenn die Mutter nur an das Rauchen dachte, also bevor sie wirklich rauchte (Reinold, 1982, S. 170).

Das Buch *Vom Fetus zum Kind* (1996) von Alessandra Piontelli, das auf Ultraschallbeobachtungen basiert, gibt zahlreiche

Beispiele für den emotionalen Wechselbezug zwischen Mutter und Kind. In dem Buch *Bindung beginnt vor der Geburt* (2011), das von Helga Levend und mir herausgegeben wurde, finden sich weitere Beispiele für den Beziehungsbeginn vor der Geburt. Auch die Selbstbeobachtungen von Frauen zu ihrem Gefühlskontakt mit ihrem Kind vor der Geburt, wie ihn die von den ungarischen Analytikern György Hidas und Jenö Raffai (2005) entwickelte »Bindungsanalyse« ermöglicht, sprechen für den intensiven emotionalen Kontakt zwischen Mutter und Kind schon vor der Geburt.

Wie also das Kind vor der Geburt schon ein erlebendes Wesen ist und in einem innigen Kontakt mit der Mutter steht, wird auch die Geburt in einer elementaren Weise als Weltenwechsel und Wandel aller Lebensbezüge und als Neugeburt nach den ersten »Geburten« der Zeugung und der Implantation erlebt, aber eben nur erlebt und nicht reflektiert.

Mit dem Versuch, diese vorsprachlichen, unreflektierten Erlebens- und Befindlichkeitszustände sprachlich zu beschreiben, ist notwendigerweise eine Verfremdung verbunden, die im Folgenden immer mitberücksichtigt werden muss. Die Beschreibung des Geburtsprozesses als Erlebensprozess folgt im Wesentlichen der Einteilung von Emerson, die sich an die von Grof anlehnt.

Eröffnungsphase – Stadium I: In dieser Phase beginnen die Wehen und das Kind muss sich mit seinem Kopf in den querovalen Beckeneingang einstellen, wobei die Anspannung der Uteruswand dem Kind als Widerlager dient, um sich vorwärtszubewegen und mit seinem Kopf den Geburtskanal zu eröffnen. Die zunehmende Enge des uterinen Raumes und der noch nicht eröffnete Ausgang verbinden sich mit Gefühlen und Empfindungen einer Sackgassensituation wie des Eingeschlossenseins, Gequältseins, Gefesseltseins, Unterdrücktseins, des Leidens und des Verschlungenwerdens.

Im späteren Wiedererleben im Rahmen einer LSD-Sitzung kann dies zum Beispiel als Kampf mit einem riesigen Drachen, einer gigantischen Schlange, einer Spinne, einem Wal oder einem Kraken erscheinen. Typische körperliche Gefühle und Empfindungen betreffen einen starken Druck auf den Kopf, auf den

Körper, insbesondere auf die Ohren, ebenso Gefühle von Hitze und Herzbeklemmung.

Austreibungsphase – Stadium II: Der Geburtskanal ist eröffnet, der Kopf des Kindes kann tiefer treten; die unterstützenden Kräfte sind dabei die Wehen und das Abstoßen mit den Beinen sowie vorwärtsrobbende Bewegungen mit Schultern und Armen. Der Kopf und der kindliche Körper sind dabei stärkstem Druck ausgesetzt, insbesondere auf jener Seite, auf der das Kind sich an der Innenseite des Steißbeins entlang bewegt. Diese Kompressionsspuren erhöhten Drucks am Kopf und an den Schultern können auch später noch bis in das Erwachsenenalter als empfindliche Areale nachweisbar sein und erlauben es dann dem Kundigen, den Geburtsverlauf im Einzelnen zu rekonstruieren. Die Vorwärtsbewegung durch den Geburtskanal kann mit Gefühlen eines titanischen Kampfes mit einem übermächtigen Gegner, mit Gefühlen von Ausweglosigkeit, von Eingeschlossensein, Verzweiflung, aber auch mit heroischen Gefühlen des Bestehens und Siegens verbunden sein.

Beobachtet wurden auch in Regressions- und LSD-Sitzungen Gefühle und Empfindungen sexueller Erregung. Dazu passt, dass nicht ganz selten männliche Kinder mit einer Erektion zur Welt kommen. Der enorme Druck, der vom Kind auszuhalten ist, kann zudem Gefühle der Kraft und des Durchhaltenwollens mobilisieren.

Rotationsphase – Stadium III: Auf dem Weg zum Beckenboden angekommen, muss das Kind, um geboren zu werden, eine Rotation oder Drehung vom querovalen Beckeneingang in den längsovalen Beckenausgang durchführen – eine evolutionsbedingte Besonderheit der menschlichen Geburt.

Dies ist ein elementarer und geburtsnotwendiger Prozess, der dem Kind eine instinktive Sicherheit abverlangt, die von einem guten Kontakt zur Mutter unterstützt werden und deren Störung zu vielfältigen Geburtsschwierigkeiten führen kann. Diese Bewegung kann nur gelingen, wenn dem Kind eine urtümliche räumliche Orientierung gelingt. Die Unterstützung der Mutter kann darin bestehen, dass sie diesen Weg innerlich mitvollzieht. Die erfolgreiche Drehung kann dann mit elementaren Gefühlen des Erfolgs und der Bestätigung verbunden sein beziehungsweise im Falle des Misslingens mit einem elementaren Gefühl der Verwirrung, der Desorientierung und Verzweiflung. Bei der Drehung kann es ebenfalls wieder zu starken schmerzhaften Kompressionen im Bereich des Kopfes und insbesondere auf den Ohren kommen.

Durchtrittsphase – Stadium IV: Die Durchtrittsphase ist durch den elementaren Wechsel von einem notvollen Eingeschlossensein zu einem Befreiungsgefühl gekennzeichnet. Typisch ist ein Befreiungserleben, das sich später in einem Wiedergeburtserleben spiegeln kann. Sehr intensiv können die ersten Eindrücke von Gerüchen, etwa von Narkosemitteln, und von Licht sein, wie natürlich ebenso von der ersten Begegnung mit der Mutter oder dem Vater oder auch den Störungen oder dem Misslingen dieses ersten Begegnens. Das kann aber auch von stärksten Gefühlen der Nichtigkeit und des Verlassenseins begleitet sein.

Die späteren Fallbeispiele geben weitere Eindrücke von jeweils ganz individuellem Geburtserleben, besonders natürlich von Beeinträchtigungen des Geburtsprozesses.

Folgen von Störungen des Geburtsprozesses

Die Schilderung der körperlichen und der seelischen Ebene des Geburtsprozesses dürfte deutlich gemacht haben, dass es sich bei der Geburt sowohl real körperlich wie auch seelisch um eine Grenzsituation handelt. Es geht um ein Geschehen auf Leben und Tod, auf Steckenbleiben oder Durchkommen, auf Niederlage oder Sieg, auf Verzweiflung oder Hoffnung, auf ein urtümliches Erleben von Opfer und Schuld bzw. Erlösung und in diesem Sinne um alle elementaren Grundkonstellationen menschlichen Lebens und Erlebens, wie dies Grof aufgrund der LSD-Selbsterfahrung herausarbeiten konnte. Wie der amerikanische Pränatalpsychologe Karlton Terry schreibt, »ist die Geburt für die meisten Menschen das gefahrvollste und erschütterndste Ereignis, dem sie jemals ausgesetzt waren« (Terry, 2014, S. 7).

Die Geburt ist zugleich das Ereignis der größten Kraftentfaltung und die Bewährung in einer Abenteuerfahrt des Übergangs von einer Welt in eine andere. In diesem Sinne ist sie Vorbild aller Reisen von Helden, die immer von einem Kampf mit archaischen Urgewalten, eines regenerierenden Abstiegs zum Ursprung und einer erneuernden Rückkehr in die Welt handeln (Campbell, 1978). Der Held nutzt die Kraft der Geburt zur Bewältigung übermächtiger Gefahren. Er vertraut auf die Kraft einer Transformation, die er in seiner Geburt schon erlebt und bewältigt hat.

Da die Entdeckung der Realität des Geburtserlebens und der Folgen von Störungen des Geburtsprozesses im Rahmen der Behandlung von Patientinnen und Patienten erfolgte, die an seelischen und körperlichen Symptomen litten, ist es verständlich, dass zunächst die traumatischen Aspekte und die Gefährdungen bei der Geburt und ihre Folgen im Vordergrund standen. Die Psychoanalyse hatte ja erkannt, dass aktuelle Konflikte und seelische Krankheitssymptome mit überfordernden Belastungen in der Vergangenheit zu tun haben konnten. Dabei ging es zunächst um Erfahrungen in der Kindheit und dann später auch in der Säuglingszeit.

Der große Schritt, den Rank vollzog, bestand darin, auch den Erfahrungen vor und während der Geburt Erlebnisbedeutung zuzusprechen. Er dehnte seine Einfühlung über die kulturell vorgegebenen Grenzen der Einfühlung und Wahrnehmung hinaus auf das Kind vor der Geburt aus, das dem »gesunden Menschenverstand« noch bis weit in die letzte Hälfte des letzten Jahrhunderts als empfindungsloses Reflexwesen galt. Diese Überschreitung der kulturellen Grenzen erklärt einerseits den Sensationscharakter seines Buches *Das Trauma der Geburt* (1924), das kurz nach seinem Erscheinen in verschiedene Sprachen der westlichen Welt übersetzt wurde, und andererseits die äußerst feindliche Ablehnung in der psychoanalytischen Gruppe und bei den Psychiatern, die schließlich dazu führte, dass das Buch in Vergessenheit geriet und erst in den neunziger Jahren wieder erscheinen konnte.

Nachdem Rank erst einmal den Zusammenhang zwischen den aktuellen Schwierigkeiten des Patienten und seinen vorgeburtlichen und geburtlichen Erfahrungen hergestellt hatte, konnte er in einer Art intuitivem Höhenflug aus der neuen Perspektive heraus die Gesamtheit neurotischer und psychosomatischer

Symptomatik mit den primären Bedingungen, insbesondere bei der Geburt, in Verbindung bringen.

Die meisten dieser Beobachtungen und Schlussfolgerungen konnten in den späteren, in Bezug auf das frühe Erleben methodisch zielgerichteten Settings von Janov, Grof, Emerson, Hollweg und anderen bestätigt und differenziert werden. Das beweist auch, dass ein psychoanalytisches Setting durchaus geeignet ist, wesentliche Aspekte frühen Erlebens zu erfassen, was von einigen Analytikern immer wieder bestritten wurde. Wesentlich ist die Erweiterung der Wahrnehmung und der Einfühlung, die die intuitive Erfassung ungelöster frühester vorsprachlicher Situationen ermöglicht. Insbesondere im ersten Band seiner *Technik der Psychoanalyse* (1926–1931) hat Rank dies an konkreten Fallbeispielen demonstriert.

Auch um die Erkenntnisleistung von Rank zu würdigen, beginne ich in der Darstellung der Folgen von Störungen des Geburtsprozesses mit seinen Aussagen zu diesem Thema. Dabei ist zu berücksichtigen, dass Rank nur relativ pauschal vom »Geburtstrauma« sprechen konnte, was wir heute genauer differenzieren können: Der Begriff beinhaltet besonders Schockzustände, Zustände von Hyperstress, Dissoziation und einen Zusammenbruch des Erlebens bis zur Ohnmacht und Nahtoderfahrung. Alle diese Elemente sind heute differenziert erforscht, weshalb die traumatischen Aspekte einer Geburt genauer erfasst werden können. An den Falldarstellungen, besonders den von Renate Hochauf, wird dies später exemplarisch gezeigt. Trotz der aus den genannten Gründen zum Teil pauschal erscheinenden Formulierungen Ranks zeigen seine Beobachtungen die wesentlichen Aspekte bei einer traumatisch belasteten Geburt und ihrer seelischen Verarbeitung.

Wichtig anzumerken ist zudem, dass Rank zum Teil, dem damaligen psychoanalytischen Jargon entsprechend, den Terminus der Verdrängung verwendet. Heute würde man genauer differenzieren, dass bei einem traumatischen Schock die entsprechenden dissoziierten Erlebenselemente abgespalten und in dieser Form gespeichert werden. Bei einer späteren Aktivierung in einer spezifischen Belastungssituation tauchen diese eben in dieser dissoziierten und fragmentarischen Form wieder im Erleben oder in der Symptomatik auf, die Rank richtig als »Reproduktion« beschreibt.

Vertieftes Verstehen

Zunächst hatte sich Otto Rank mit geburtsbezogenen Symptomen bei Kindern beschäftigt. Er schreibt:

> »Untersuchen wir [...] den typischen Fall der Kinderangst, die eintritt, wenn das Kind allein im dunklen Raum (meist im Schlafzimmer, beim Zubettgehen) gelassen wird. Diese Situation erinnert das dem Urtrauma noch näher stehende Kind offenbar an die Mutterleibssituation – allerdings mit dem bedeutsamen Unterschied, daß das Kind nunmehr bewußterweise von der Mutter getrennt ist, ihr Leib nur durch das dunkle Zimmer oder warme Bett ›symbolisch‹ ersetzt erscheint. [...] An diesem einfachen Beispiel läßt sich der Mechanismus der Angstauslösung, der dann bei Phobikern fast unverändert wiederkehrt (Klaustrophobie, Eisenbahn-, Tunnel-, Reise-, Angst usw.), als unbewußte Reproduktion der Geburtsangst verstehen und zugleich auch die reale Grundlage der Symbolisierung studieren; nicht zuletzt die Bedeutung des Getrenntseins von der Mutter und die beruhigende ›therapeutische‹ Wirkung der wenn auch nur partiellen oder ›symbolischen‹ Wiedervereinigung mit ihr« (Rank, 1926–1931, S. 14ff.).

Und über geburtsbezogene Symptome bei Erwachsenen schreibt er:

> »Die unlustvolle Fixierung an die Gebärfunktion des weiblichen Genitales liegt letzten Endes noch allen neurotischen Störungen des erwachsenen Sexuallebens zu Grunde, der psychischen Impotenz, der weiblichen Frigidität in allen ihren Formen, äußert sich aber auch besonders deutlich in bestimmten Arten von Platzangst (Schwindelanfällen), die mit den Gefühlen des Enger- und Weiterwerdens der Straße einhergehen usw.« (ebd., S. 33ff.).

Und:

> »[D]ie körperlichen Symptome der Hysterie zeigen nicht nur in ihrer manifesten Form, sondern auch dem tiefsten unbewußten Inhalt nach vielfach ganz direkte physische Reproduktionen des Geburtsaktes mit der ausgesprochenen Tendenz der Verleugnung, das heißt der Rückkehr in die vorherige Situation des Intrauterinlebens. Hierher gehören vor

> allem die Erscheinungen der hysterischen Lähmung, von denen ja zum Beispiel die Gehhemmung nichts anderes als die körperlich dargestellte Platzangst ist und die Unbeweglichkeit der lustvollen Ursituationen zugleich mit dem Schreck der Befreiung daraus zur Darstellung bringt. Die typischen durch Anziehung der Extremitäten an den Körper charakterisierten Lähmungserscheinungen [...] nähern sich der infantilen Einstellung noch genauer an« (ebd., S. 49).

Diese Beobachtungen Ranks weisen darauf hin, dass die neurotischen Symptome in ganz anderem Ausmaß, als es die üblichen Ableitungen annehmen, auch perinatale Zusammenhänge haben, und zwar als dynamischen Kern, gewissermaßen die Stammhirnebene der Symptomentstehung. Dies kann dann mit späteren Belastungen, Konflikten und symbolischen Bezügen legiert sein; die perinatalen Zusammenhänge behalten jedoch zentrale Bedeutung. Ein Bedingungszusammenhang ist nicht nur die geburtstraumatische Belastung, sondern auch die durch die physiologische Frühgeburtlichkeit bedingte Hilflosigkeit der menschlichen Säuglinge und die dadurch bedingte eingeschränkte Verarbeitungsmöglichkeit. Man könnte es auch so ausdrücken, dass es sich bei den geburtstraumatisch bedingten Symptomen um stammhirnlich geprägte affektiv-motorische Erlebensmomente handelt, die fragmentarisch-dissoziativ in das spätere Erleben hineinragen beziehungsweise in auslösenden Belastungen »reproduziert« werden. Die symbolischen Geschichten wie die infantilen Geburtstheorien, die um die Geburtsdynamik kreisen und sie gleichzeitig verleugnen, sollen die affektiv aufgeladenen Geburtsfragmente gewissenmaßen in der Latenz halten.

Hier noch ein Fallbeispiel von Rank zum Erleben eines kleinen Mädchens:

> »Ein kleines Mäderl von dreidreiviertel Jahren, das sich ebenso oder mehr von kleinen als vor großen Hunden fürchtet, hat auch Angst vor Insekten (Fliegen, Bienen usw.). Auf die Frage der Mutter, warum sie sich denn vor diesen kleinen Tieren, die ihr ja nichts tun könnten, fürchte, erwiderte die Kleine ohne Zögern: ›Sie können mich doch schlucken!‹ Dabei macht sie beim Herannahen kleiner Hunde die gleichen charakteristischen Abwehrbewegungen, wie etwa eine Erwachsene bei einer Maus: Sie beugt sich, indem sie die Beine fest

> zusammenpreßt, so tief, daß sie ihr Kleidchen bis ganz unten ziehen und sich damit bedecken kann, als wollte sie das ›Hereinschlüpfen‹ verhindern. Ein andermal direkt um die Ursache ihrer Bienenangst von der Mutter befragt, erklärt sie widerspruchsvoll, sie wolle in den Bauch der Biene hinein und doch wieder nicht« (Rank, 1924, S. 17).

Zusammenfassend formuliert Rank seine zentrale These, dass es sich bei den Geburtselementen in den Symptomen um reale Wiederholungen von Aspekten der Geburtserfahrung handelt:

> »Aus der Analyse von Kurträumen ergibt sich aber mit zweifelloser Sicherheit, daß in den Träumen vielfach direkte, gänzlich unbewußte Reminiszenzen bzw. Reproduktionen der individuellen Intrauterinstellung oder der Besonderheiten des Geburtsaktes vorliegen, die aus keiner bewußten Erinnerung oder Phantasiebildung stammen können, weil sie niemandem bekannt sein konnten. Natürlich verwertet der Traum dann auch nachträglich über die eigene Geburt Gehörtes, oft aber in so charakteristischer Weise, daß man sich genötigt sieht, dem unbewußten Eindruck (der oft im wahren Sinn des Wortes ein ›Eindruck‹ war) des Träumers gegen die bewußte Erinnerung recht zu geben. [...] Denn die Fötalsituation, mindestens in der letzten Zeit der Schwangerschaft, und die Geburtssituation sind dem Individuum als solchem zweifellos gegeben und als solche zweifellos reproduktionsfähig. Wir behaupten aber nicht mehr und nicht weniger als die Realität der ›Mutterleibsphantasie‹, wie sie sich im täglichen Leben, in den neurotischen Symptomen und in der physiologischen Schlafsituation (Traum) tatsächlich offenbart« (ebd., S. 81ff.).

Es ist aus den Beispielen ersichtlich, dass Rank über eine besondere Art des Verstehens verfügte, um sich konkret in die Gesamtsituation des Geburtserlebens ganzheitlich einzufühlen, und darum in der Lage war, differenzierend das Erleben zu ordnen und verstehend zu integrieren. Erst Jahrzehnte später hat der englischen Psychoanalytiker Wilfred R. Bion diese besondere Verstehensmöglichkeit, die vorsprachliches Erleben erschließen kann, als »Containment« beschrieben. Die Psychoanalytiker zur Zeit Ranks waren in ihrer noch relativ *rationalistischen* Einstellung dazu nur sehr bedingt in der Lage. Meine Vermutung geht dahin, dass bei ihnen eigene Geburtselemente getriggert wurden, die jedoch nicht reflektiert werden konnten, sondern in Gegenaktionen ausgelebt wurden (vgl. Lieberman, 1997, S. 263ff.). Eine Reflexion dieser Zusammenhänge setzt in der Psychotherapie erst in den siebziger und achtziger Jahren wieder ein (vgl. Hau & Schindler, 1982; Janus, 1987a, 1987b, 1989a, 1989b, 2000; Reiter, 2004; Schindler, 1982; Schindler & Zimprich, 1983).

Eine neuerliche Lektüre des Rank'schen Grundwerkes erlaubt heute, die Prägnanz und »Brillanz« von Ranks Denken, wie sich Freud noch 1930 äußerte, wirklich zu realisieren und diesen Schatz an Einsichten für eine moderne und erweiterte Psychoanalyse nutzbar zu machen (Janus, 2012b).

Unbestimmte Schmerzen

Bei der von Arthur Janov eingesetzten Fokussierung auf die körperlichen Empfindungen kann sich bei Patienten, bei denen die traumatische Erfahrung relativ dicht unter der »Oberfläche« liegt, ein sehr intensives Erleben entwickeln, in dem sich die traumatische Erfahrung mit fast halluzinatorischer Deutlichkeit abbildet, wie es im Fallbeispiel eines Mannes, der in Steißlage geboren worden war, an der Atmosphäre und Dynamik im therapeutischen Setting zeigte:

> »Gleich zu Anfang des Urerlebnisses klagte der Patient über ein Kältegefühl an den Beinen und am Gesäß – und tatsächlich fühlte sich die Haut des Patienten kalt an. In Abständen von wenigen Sekunden krümmte er sich zusammen und wurde von Zuckungen erfaßt, doch er konnte sich nicht erklären, was er da durchmachte: ›Mein Körper zuckte wie verrückt, und dann hatte ich alle möglichen Schmerzen, vor allem im Rücken. Mein Stöhnen war wie ein Kämpfen, damit ich nicht zerschmettert wurde. […] Mein Körper ist unten kalt, oben warm. Es scheint so, als ob ich in der Mitte geteilt bin, und deshalb schmerzt der obere Teil meines Körpers. […] Es ist, als würde mein Rückgrat verdreht und als würden mich ganz starke Muskeln zerquetschen. […] Ich habe Schmerzen in der rechten Schulter. Ich weiß nicht, was sie bedeuten, es ist, als werde ich auf einer Rutschbahn festgehalten und als verrenke jemand meinen Körper und verdrehe die Schultern. Und alles reißt mir den Rücken weg‹ […]« (Janov, 1982, S. 325).

Sehr eindrucksvoll ist das den Lebenszusammenhang betreffende Resümee des Patienten:

> »›Mein ganzes Leben lang war ich auf dem Sprung, mich auf eine Schlägerei mit jemandem einzulassen, der mich anstieß oder auch nur anrempelte. In der Schule reagierte ich übermäßig heftig, wenn irgendein Kind mich zufällig anstieß, und dann gab es eine Prügelei. Nun geht mir auf, daß ich mich immer gegen diesen frühen Schmerz zur Wehr gesetzt habe. Alles, was mir heutzutage Schmerz bereitet, setzt jenen Geburtsschmerz frei, und dann muß ich um mich schlagen, um mich vor weiteren Schmerzen zu schützen.‹« (ebd., S. 225).

Das Beispiel macht deutlich, wie jemand einen großen Teil seines Lebens im Widerhall einer unverarbeiteten vorsprachlichen traumatischen Erfahrung verbringen kann. Solche Berichte können für die Wahrnehmung dieser stammhirnlich geprägten Erlebenselemente sensibilisieren, die eben durch die Fokussierung auf die Körperwahrnehmungen zugänglich werden.

Die Fülle gleichartiger Fallbeispiele von Janov ist deshalb so wichtig, weil diese klar die Realität dessen zeigen, was Rank intuitiv als »Reproduktion« bezeichnet hatte. Die vorsprachliche und unverarbeitete Erfahrung wird als ganze vergegenwärtigt, ohne als solche identifiziert werden zu können. Das Entscheidende für das therapeutische Setting besteht darin, dass der Therapeut oder Begleiter einen sicheren Raum schafft, in dem sich das unverarbeitete Erleben vergegenwärtigen kann, sodass sich in einem längeren Besinnungs- und Klärungsprozess Zusammenhänge herstellen und verstanden werden können. Voraussetzung dafür aufseiten des Therapeuten oder Begleiters ist eine erweiterte Wahrnehmung und Einfühlung, die das Geschehen verstehend zulassen kann, es also nicht stört, sondern unterstützt.

Der im obigen Falle nach der Regressionserfahrung mögliche selbstanalytische Prozess über die Zusammenhänge seiner traumatischen Geburtserfahrung mit späteren Befindlichkeiten und Reaktionsbereitschaften zeigt die hier vorhandenen günstigen Integrationskräfte, die jedoch nicht immer gegeben sind.

Wenn es sich um begrenzte traumatische Erfahrungen handelt, kann Primärtherapie erstaunlich erfolgreich und wirksam sein, wie dies Janov in der Begeisterung für seinen therapeutischen

Ansatz auch immer wieder vermittelt hat. Das Problem in der praktischen Anwendung besteht darin, dass in der Regel mehrfache Traumatisierungen vorliegen. So war etwa ein Kind nicht recht gewollt, die Geburt verlief schwierig, unvermittelte ärztliche Eingriffe schafften zusätzliche Probleme, die nachgeburtliche Situation war durch Partnerprobleme und andere Lebensprobleme der Eltern belastet usw., sodass die Entwicklungspotenziale des Kindes mehrfach eingeschränkt und blockiert wurden. In einem solchen Fall verlangt die primärtherapeutische Regression eine große psychotherapeutische Kompetenz und Geduld, um einen entsprechend komplizierten Restitutionsprozess zu begleiten.

Phobische Ängste

In den siebziger Jahren fand der neue Ansatz von Arthur Janov ein großes Interesse in der psychotherapeutischen Fachwelt. Doch nur einige Therapeuten wie der Psychoanalytiker Wolfgang Hollweg setzten dies auch in dem Sinne um, dass sie sich bei Janov unmittelbar über die neue Technik kundig und diese in einer systematischen Weise in ihrem therapeutischen Setting nutzbar machten. Hollweg sind hierdurch eindrucksvolle Erweiterungen unseres Wissens in der pränatalen und perinatalen Zeit zu verdanken. So konnte er zeigen, dass man bei einer Fokussierung auf die körperlichen Empfindungen einen sehr direkten Zugang zu den prä- und perinatalen Erlebnisebenen und damit den Wurzeln neurotischer und psychosomatischer Symptome gewinnen kann, beispielsweise zu den perinatalen Aspekten von Hörsturz, Morbus Menière und Tinnitus (Hollweg, 1995b).

Hollwegs zusammenfassendes Buch *Von der Wahrheit, die frei macht* (1995a) enthält einen ausführlichen theoretischen Teil, der seine Regressionstechnik darstellt und begründet. Im zweiten, klinischen Teil machen viele praktische Beispiele aus seinen Behandlungen die Methode deutlicher. Davon sei eines von einer Patientin mit einer Schlangenphobie ausführlicher zitiert.

Es handelt sich dabei um eine 37-jährige Patientin, die nach einer Schilddrüsenoperation heiser wurde und wegen Verkrampfungsgefühlen im Halsbereich nicht mehr laut sprechen konnte. Hinzu kamen verschiedene Lebensschwierigkeiten. Die Auszüge aus der Krankengeschichte betreffen vor allem die perinatalen Zusammenhänge:

> »In der 37. Sitzung berichtet mir die Patienten plötzlich, dass sie seit vielen Jahren an einer massiven Schlangenphobie leide. Der gegenwärtige Zustand sei so schlimm, daß sie sogar das Zimmer verlassen müsse, wenn ihre beiden Kinder nur, um sie ein wenig zu ärgern, eine Schlange zeichnen würden. Sie habe dann die Vorstellung, die Schlange würde sich um ihren Hals wickeln und ihr die Luft abschnüren. Sie bekomme einen richtigen Erstickungsanfall. Sie habe das Gefühl, daß es einen Zusammenhang geben müsse zwischen dieser Phobie und ihrer Hemmung, sich laut zu äußern. Sie könne auch in Gefahr nicht schreien […].
>
> Die 45. Sitzung beginnt damit, daß die Patientin plötzlich sagt: ›Es wird hell!‹ Und nun schildert sie minutiös die Vorgänge bei und unmittelbar nach ihrer Geburt. Als sie geboren wird, ist die Nabelschnur mehrfach um ihren Hals gewickelt. Das Kind ist stranguliert. Die Hebamme wickelt in aller Eile die Nabelschnur vom Hals, bindet sie ab und schneidet sie durch. Die Patientin wird an den Füßen hochgehoben und mit dem Kopf nach unten geschaukelt. Sie sieht die Deckenbeleuchtung hin- und herschaukeln. In ihrem Kopf bildet sich ein unerträglicher Druck. Aber der Hals bleibt zugeschnürt, die Atmung setzt nicht ein, sie kann nicht schreien! Sie hat das Gefühl, daß das Einsetzen ihrer Atmung durch das Herabhängen des Kopfes, durch den gewaltigen Druck auf Kopf und Ohren und ihre damit zusammenhängende zusätzliche Verspannung und Angst erst recht verhindert wird.
>
> Sie wird dann abwechselnd mit kaltem und mit warmem Wasser übergossen. Aber alles bleibt vergebens. Die Hebamme will aufgeben. Sie sagt: ›Nun wäre sie ein Christkind und will nicht kommen‹ (die Patientin wurde am 24. Dezember geboren). Der Arzt schreit sie aber an: ›Weitermachen! Die hat doch die Augen offen!‹ Dann erlebt die Patientin ihren ersten sehr schmerzhaften Atemzug. Auch jetzt kann sie nicht schreien. […]
>
> Am nächsten Tag telefoniert sie mit der […] Mutter und erzählt ihr, was sie bei der Geburt erlebt hat. Die Mutter ist schockiert; sie kann nicht begreifen, wieso ihre Tochter das alles wissen kann. Sie hat ihr nie Einzelheiten über die Geburt erzählt. Aber sie bestätigt jedes Detail, einschließlich des erinnerten Dialogs, und ergänzt: ›Du hattest bei der Geburt die Augen weit offen. Darüber haben sich alle gewundert.‹

> In den nächsten Tagen besucht die Patientin mit ihren Kindern [...] eine Schlangenfarm, wovon sie mir begeistert berichtet. Sie hat nicht nur keine Angst mehr, sondern sie kann die Schönheit dieser Tiere wieder voll empfinden.
>
> Zwei nachfolgende Nachuntersuchungen, eine davon nach mehreren Jahren, ergaben ein unverändertes Bild: die Schlangenphobie ist restlos aufgelöst, die Patientin ist um vieles freier, selbständiger und mutiger geworden, und sogar die Stimme hat sich gebessert« (Hollweg, 1995b, S. 249ff.).

Das Beispiel illustriert das große Potenzial einer Fokussierung der Aufmerksamkeit und der inneren Wahrnehmung auf die körperlichen Empfindungen, um in einen Kontakt mit vorgeburtlichen und geburtlichen Erfahrungen zu kommen, siehe hierzu besonders die weiter unten gezeigten Fallbeispiele von Volz, Schindler, Renggli.

Atemstörung und Angsttraum

In einem psychotherapeutischen Prozess kann es zur Aktualisierung einer geburtsbezogenen Symptomatik kommen, zum Beispiel dann, wenn es um Veränderungen und Entwicklungsschritte geht.

Von dem Schweizer Psychotherapeuten Stefan Blarer stammt hierzu ein eindrucksvoller Fallbericht:

> »Bei geringer Nervosität stellte sich bei dem Patienten der Tic ein, daß er in kurzen Intervallen den Luftstrom im Hals unterbrechen mußte, worüber er sich selber sehr ärgerte. Bei der Umarmung eines Mädchens bekam er sofort das Gefühl, er werde von etwas Unsichtbarem erdrosselt. Mein Angebot, sich auf die Couch zu legen, konnte er lange nicht annehmen, weil er Angst hatte, er werde dabei von den Gefühlen ›erwürgt‹.
>
> Im Verlauf der Analyse brachte er immer an sogenannten Nahtstellen der Therapie, wenn sich ein neuer Durchbruch anbahnte, Träume mit ähnlichem Muster: ›Ich komme von einem Gang ans Licht. Ich gleite an einem Fallschirm auf den Boden, aber ich breche durch den Boden hindurch und hänge in der Leere über der Hölle. [...] Die Helligkeit

> dringt mir durch die Augen, dann wird es dunkel. Ein Mund kommt auf mich zu, um mir den Kopf abzureißen. – Jetzt zieht es mich mit Gewalt nach links, ich möchte lieber nach rechts.‹
>
> Die Mutter erzählte (später), daß der Patient früher als erwartet zu Hause geboren wurde. Als er schon ein bißchen herausgekommen sei, sei es nicht mehr weitergegangen, weil die Nabelschnur um den Hals gewickelt war. Man ließ sofort den Arzt kommen, aber es verging etwa eine halbe Stunde, bis die Geburt zu Ende geführt werden konnte« (Blarer, 1982, S. 122).

Dieses Beispiel zeigt eindrücklich, wie bedeutsam die Einfühlung und Wahrnehmungsfähigkeit des Therapeuten für die geburtliche Erfahrungsebene ist. Die Zeit ist noch nicht lange vorbei, als solche »irrationalen« Inhalte als Ausdruck einer tiefen Gestörtheit genommen wurden. Wenn sie hingegen vom Therapeuten als Widerspiegelungen von realer Not angenommen und verstanden werden, besteht die Chance zu einer heilsamen Integration.

Umgang mit der Geburtsdynamik im psychotherapeutischen Prozess bei Kindern und Jugendlichen

Eine nicht verarbeitete traumatische Belastung der Geburt kann sich bei Kindern und Jugendlichen in ganz unterschiedlichen Symptomen äußern. Die Ausdrucksformen variieren je nach der Altersstufe. Auf der Stufe des Babys und Kleinkinds stehen die unmittelbaren körperlichen Ausdrucksformen sowie Unruhezustände und Irritierbarkeit im Vordergrund, bei älteren Kindern ist es eher das symbolische Spiel; bei Jugendlichen in der Adoleszenz die innere Verarbeitung. Auf allen Altersstufen spielt die szenische Vergegenwärtigung in Verhalten und in der Beziehung eine wichtige Rolle.

Typische Symptome in der *frühesten Kindheit* können sein: stärkeres untröstliches Weinen oder Schreien, Unruhe, Ernährungsschwierigkeiten, unruhiger Schlaf, Albträume, Krankheitsneigung und anderes. Letztlich sind diese Symptome Ausdrucksformen latenter Schockzustände (Emerson, 2014). Aufseiten der Therapeutinnen und Therapeuten ist die Wahrnehmung der Zusammenhänge bedeutsam. Daraus ergeben sich die therapeutischen Wege für die Baby- und Kindertherapie.

In wesentlicher Hinsicht kann man die Symptome als Versuche der Ableitung von latentem Schock verstehen (Terry, 2014), und entsprechend ist die therapeutische Unterstützung zu gestalten: Wesentlich ist dabei die Einfühlung in das erlittene Leid sowie dessen Anerkennung und die Schaffung eines unterstützenden Milieus, um eine nachträgliche Verarbeitung zu ermöglichen. Dabei werden die Eltern in der Regel mit einbezogen, sofern das möglich ist (Emerson, 2012; Friedrich, 1997; Hilkert, 2013; Käppeli, 2013a; Leyh, 1997; Unfried, 1999; Renggli, 2004; Stulz-Koller, 2013, 2014).

In der Therapie mit *älteren Kindern* steht das symbolische Spielen oder die szenische Vergegenwärtigung im Vordergrund. Auf dieser Ebene kann die frühe Überforderungssituation wieder gegenwärtig werden und in dem sicheren Rahmen der therapeutischen Situation neu erlebt und gefühlsmäßig vervollständigt werden. Das traumatische Ereignis wird in diesem Mentalisierungsprozess zu einem Teil der Lebensgeschichte, die nun auch erzählt und mit den Eltern geteilt und ihnen vermittelt werden kann. Hierzu zwei ausführliche Fallbeispiele von Kindern. Das erste stammt von der Heidelberger Kinder- und Jugendlichenpsychotherapeutin Dorette Kugele.

Einkoten als Versuch einer Selbstgeburt

> »Der zehnjährige Patient, den ich hier Steffen nennen möchte, kotete mehrmals täglich ein. Das nächtliche Einnässen erfolgte mehrmals die Woche. Die aggressive Verhaltensstörung äußerte sich in einer starren Verweigerungs- und Oppositionshaltung. Mutter und Sohn befanden sich in einem verbissenen Dauerkampf, wer über wen bestimmt. Dasselbe spielte sich in der Schule mit der Lehrerin ab. Auch griff Steffen andere Kinder an, wobei er sie mit Vorliebe von hinten anfiel und würgte« (Kugele, 1990, S. 61).

Nach einem längeren Behandlungsprozess, in dem es auch um Höhlengänge und Hexenkämpfe ging, woraus sich Hinweise auf Geburtsbezüge ergaben, entwickelte sich folgender therapeutischer Prozess:

> »In der 63. Stunde kam es zur Gestaltung einer intrauterinen Situation, nachdem Steffen eine Bilderserie zu den einzelnen Schwangerschaftsmonaten in dem Aufklärungsbuch von Thaddäus Troll eingehend studiert hatte. Daraufhin spielte Steffen folgendes Spiel: eine große rote Tonschüssel füllte er mit Sand und drückte in den Sand eine kugelförmige Mulde. Mit weichem braunen Ton kleidete er die Innenwände der ›Höhle‹ aus. Dann nahm er ein Playmobil-Männchen, band ihm eine Schnur um den Bauch und setzte es in die Höhle, die er dann mit Wasser füllte und mit einem Tondeckel verschloß. Um diesen Deckelverschluß herum zog Steffen nun einen ›Stahlring‹ aus

Tonwülsten. Der ›Wächter‹ drinnen in der Höhle habe eine Strickleiter und ein Fernrohr, erzählte er. In die Höhle komme keiner rein, denn der ›Stahlring zerquetsche alle zu Matsche‹. Das Männchen werde es mit Hilfe der Strickleiter schon schaffen, sich hindurchzuquetschen. Steffens Kampfspiele sind zu dieser Zeit sehr aggressiv und mit Tötungsphantasien verbunden.

In der vierten Phase des Prozeßverlaufs kroch Steffen über viele Stunden hinweg in eine Ikea-Röhre, nannte sich ›Pim‹ und sagte, er sei von einem anderen Planeten (Mond). Steffen sprach zu dieser Zeit Babysprache. Gefragt, wie alt er am liebsten wäre, sagte er: ›Am liebsten noch gar nicht geboren.‹ Was er dann täte? ›Bauch treten und um mich schlagen!‹

Mehrmals spielte Steffen, wie die Luft in der Röhre knapp wurde. Mit Pieptönen wie von einem medizinischen Kontrollgerät zeigte er höchste Lebensgefahr an, kletterte über Stunden hinweg in die Röhre und verblieb die ganze Zeit darin, wobei er manchmal oben den Kopf herausstreckte.

Auf Trennungen reagierte Steffen in dieser Zeit mit verstärktem Einkoten. Seine Aggressivität war schwer zu ertragen. In seinen Kampfspielen schlug er sich mit tödlichen Fallen und Riesenspinnennetzen herum.

Nach ca. 15 Stunden in der Röhre kam es in der 76. und 77. Behandlungsstunde zur ›Geburt‹. […] In der Röhre liegend schlägt Steffen plötzlich wild um sich und sagt, er komme nicht mehr raus und bekomme keine Luft mehr. Panikartig stürzt er dann doch aus der Röhre, er schreit, er müsse dringend, und rennt aufs Klo. Zurückgekehrt, klettert er erneut in die Röhre.

Auf dem Rücken liegend schiebt er sich aus der Röhre hinaus. Dann bleibt er rücklings liegen und hebt den Hintern wie zu einer Brücke und imitiert mit dem Mund Geräusche. Steffen pupst immer lauter und kriecht in die Röhre zurück, wo er, wie er sagt, ›riesige Haufen kackt‹. Er steigert sich bis zur Erschöpfung in eine nicht enden wollende Pups- und Kackorgie. Schließlich kriecht er völlig fertig mit blassem Gesicht und leerem Gesichtsausdruck aus der Röhre und will nach Hause gehen.

In der darauffolgenden Stunde nimmt er das Keyboard und stellt einen monotonen Rhythmus ein, um dann eine braune Decke über sich und das Gerät zu ziehen und sich gleichförmig zu wiegen. Nach einigen Minuten reißt er sie plötzlich wieder weg, schaltet das Musikinstrument aus und sagt bestimmt: ›Jetzt habe ich keine Lust mehr auf Pim-Spiele. Von jetzt ab bin ich nicht mehr Pim. Das klingt ja wie Pimpf!‹

Steffen hat sich sozusagen in einer ›Riesenkackorgie‹ in der Therapie selbst geboren. Die Röhre symbolisiert Geburtskanal und Darmrohr zugleich, ihr Inhalt Kot und Kind. Dies weckt bezüglich der Symptomatik des Einkotens mit Obstipation die Phantasie einer ständigen Wiederholung der Geburt, jedoch als einer analen. Bezeichnenderweise greift Steffen danach kein einziges Mal auf die alten Spiele zurück. Die Symptomatik verschwindet endgültig.

Bei einer erneuten Befragung der Mutter bezüglich des Geburtsverlaufs und der Frühentwicklung berichtet sie im Gegensatz zu ihren spärlichen Angaben am Anfang diesbezüglich ausführlich von Schwierigkeiten bei der Geburt. Diese sei eingeleitet worden, obwohl keinerlei Wehentätigkeit zu verzeichnen gewesen sei. Als Grund für die Einleitung gibt die Mutter den bevorstehenden Urlaub ihres Gynäkologen an. Die Geburt beschreibt die Mutter als ›schrecklich‹ und ›endlos‹ scheinend (nach Angaben der Mutter 25 Stunden Dauer). Bei nachlassender Wehentätigkeit sei das Kind im Geburtskanal zwischenzeitlich ›steckengeblieben‹. Endlich geboren, habe Steffen ›scheußlich‹ ausgesehen mit spitz gedrücktem Kopf, Quetschungen und blutunterlaufenen Stellen« (ebd., S. 62ff.).

Schulverweigerung gegen das Überfallenwerden

Klaus Käppeli ist ein Körperpsychotherapeut, der das Wissen und die Methodik der amerikanischen pränataltherapeutischen Pioniere William Emerson und Ray Castellino kreativ in sein körperpsychotherapeutisch orientiertes Setting integriert hat. Von ihm stammt dieses Beispiel zu den Folgen eines geplanten Kaiserschnitts:

> »Der zehn Jahre alte Knabe T. kommt mit seinen Eltern in die Therapie, weil er seit Beginn der vierten Klasse nicht mehr zur Schule geht. Verschiedene Interventionen [...] haben keine Wirkung gezeigt. Aus der Anamnese wird bekannt, dass der Knabe nach einer ruhigen Schwangerschaft in der 37. Woche mit geplantem Kaiserschnitt geholt wurde, weil die Mutter bei den beiden vorausgegangenen Schwangerschaften kurz vor der Geburt eine Schwangerschaftsvergiftung bekam.

Als Kleinkind verhielt sich T. erst unauffällig, verweigerte jedoch den Besuch der Spielgruppe und ging nur mit Begleitung der Mutter in den Kindergarten. Mit Eintritt in die Schule ging es immer wieder auf und ab, bis er in der vierten Klasse die Schule ganz verweigerte. Er zeigt vor allem Angst vor neuen und unerwarteten Ereignissen und fühlt sich im Klassenzimmer nicht wohl. Die Lehrerin ist eine sehr einfühlsame Frau und hält den Kontakt mit dem Knaben aufrecht, auch wenn er nicht da ist.

Die Therapie: in jeder Stunde formt T. in einer Ecke aus Kissen einen uterusähnlichen Raum, der über einen Tunnel mit der Außenwelt verbunden ist. Dieser Zugang ist aber mit einem Ball verschlossen, T. legt sich hinein und liest ein Buch. Er nimmt von der Außenwelt keine Notiz. Das wiederholt sich in jeder Stunde, wobei ich immer wieder mit ihm Kontakt habe und mich nach seinem Befinden erkundige. Dabei bestätige ich ihm, dass er so lange drinnen bleiben darf, bis er etwas ändern möchte. In der letzten Stunde vor Beginn der fünften Klasse kommt eine entscheidende Veränderung. Kurz vor Schluss der Sitzung dreht sich T. in seinem Raum und stellt die Füße gegen die Wand. Ich bemerke es, ohne aber etwas zu sagen. Beim Abschied muntere ich ihn auf: ›T., am kommenden Montag beginnt die Schule. Wir bleiben dran. Ich bin sicher, du wirst deinen Weg finden.‹

Am Dienstag ruft mich die Mutter an, dass T. sie am Montag gebeten hätte, mit ihr in die Schule zu kommen, er möchte gehen. [...] Die Schulbesuchszeiten ohne elterliche Unterstützung steigen ständig und selbst vor den gefürchteten Lagerwochen weicht T. nicht zurück. In der sechsten Klasse besuchte er den Unterricht vollständig, kann aber die Prüfungen noch nicht mitmachen. Bei vielen Kindern, die bei der Geburt ›überfallen‹ wurden, können Fragen bei Prüfungen dieses Überfallerlebnis wieder reaktivieren. Auch ohne schriftliche Prüfungen schafft der Knabe den Wechsel in die höhere Sekundarschule. Was vor allem überraschend ist, dass er in dieser Klasse nun alle Prüfungen mitmacht, als ob es nie was anderes gegeben hätte. Sein Lehrer bestätigt mir: ›T. ist der sonnigste Schüler, den ich in meiner Klasse habe, sozial engagiert, beliebt, schulisch sehr erfolgreich und wissensdurstig.‹ Die Therapie kann abgeschlossen werden« (Käppeli, 2012, S. 175f.).

Der Prozess in den Therapien der beiden Fallbeispiele lässt sich so interpretieren: Durch die geburtshilflichen Eingriffe waren die biologisch vorgegebenen elementaren Geburtsmuster beschädigt und unverfügbar geworden. Man darf vermuten, dass es bei der Geburt zu einem Selbstverlust und einem Bruch des Kontinuitätsgefühls gekommen war. Der sichere und entwicklungsfördernde therapeutische Raum mit der Möglichkeit szenischer Vergegenwärtigung ermöglichte einen Nachreifungsprozess und eine Verlebendigung dieser Muster, sodass diese dem Erleben und Verhalten wieder zur Verfügung stand.

Perinatale Dynamik im Adoleszenzprozess

Bei Jugendlichen in der Adoleszenz kommt noch einmal eine ganz neue Dimension hinzu, weil der biologisch bedingte körperliche Entwicklungs- und Reifungsprozess vom Kind zum Jugendlichen und jungen Erwachsenen die Erlebnismuster des elementaren Veränderungsprozesses, wie die Geburt ihn darstellt, aktiviert. Der Psychoanalytiker Peter Blos (2011) hat die psychologischen Schritte dieser Veränderung in einer psychoanalytischen Sprache paradigmatisch formuliert.

Die entscheidende Aussage der Pränatalpsychologie ist die, dass im Änderungsprozess der Pubertät die frühere Änderungserfahrung der Geburt wieder berührt und aktiviert wird und dies den in den Fantasien Pubertierender ebenso wie in den Pubertätsriten von Stammeskulturen weitverbreiteten vorgeburtlichen und geburtlichen Symbolismus erklärt. Das grundlegende Buch zu den Pubertätsriten von Mircea Eliade *Das Mysterium der Wiedergeburt* (1961) drückt dies auch in seinem Titel aus.

Diese Sicht gibt den Blick frei auf die Erklärung einer Fülle von Handlungen und Bildern der Adoleszenz, die durch den reduktiven Begriff des transitorischen Narzissmus, wie ihn Peter Blos verwendete, unzureichend erfasst wurden. In diesem Sinne können wir das von Pubertierenden gesuchte Abschließen in eine eigene Welt für sich selbst oder im Rahmen einer Gruppe als eine symbolische Mutterleibsregression verstehen, aus der heraus ein Neuanfang gesucht wird. Die symbolische Mutterleibsregression ist das Kernmotiv der Märchen, in denen die Heldin oder der Held in einer jenseitigen Welt am Baum oder am Wasser des Lebens eine grundlegende Stärkung erfährt, die ihnen einen Neubeginn als Erwachsene und als Braut oder Bräutigam ermöglicht. Die

Märchen kann man insgesamt, wie uns die moderne Märchenforschung erläutert, als bildhafte Darstellung des Pubertätsprozesses verstehen (Scherf, 1982).

Auch in den Pubertätsriten ist die Versetzung an einen geheimen Ort – sei es nun eine Hütte, ein Ort im Wald oder konkret sogar eine Erdhöhle – ein zentrales Element des Ritus. Die Symbolismen sollen hier nicht im Einzelnen verfolgt werden. Wichtig ist jedoch, dass diese Aktualisierungen frühester Erfahrung, in denen eine innere Stärkung gesucht wird, eine sehr konkrete Form haben, wie etwa in unserer Zeit in den Rockkonzerten, die man als Aktualisierungen von vorgeburtlichen affektiven Zuständen mit der deutlichen Rhythmik des Herzschlags verstehen kann. Im gleichen Sinne entschlüsseln sich typische Initiationen Jugendlicher, die immer wieder neu in der gleichen Weise »erfunden« werden, als eben solche perinatalen Aktualisierungen, etwa in ein dunkles Verlies sperren, in Zwangssituationen bringen, untertauchen usw.

Die Faszination gewinnen solche »Riten« und Mutproben durch die integrierende Aktualisierung frühesten vorsprachlichen Erlebens in das heranwachsende Ich. Man könnte sagen, dass in den Stammeskulturen das transformative Potenzial der Geburt genutzt wird, um überhaupt erst einmal einen kulturellen Raum zu kreieren, der einen magisch und mythologisch erweiterten Pränatalraum darstellt. Doch im Laufe der historischen Entwicklung wird dieses transformative Potenzial noch in einem umfänglicheren Sinne genutzt, um durch Lernprozesse zwischen den Generationen die Welt immer ein Stück weiterzuentwickeln. In der Psychohistorie wird dies reflektiert (Janus, 2008).

Bemerkenswert ist das Diktum des New Yorker Psychoanalytikers Kurt Eissler, der Mensch sei ohne die Pubertät nie über die Erfindung von Faustkeilen hinausgekommen. Freud hatte die eigentümliche Bildung des zweizeitigen Ansatzes der Sexualität beim Menschen in der ödipalen Zeit und in der Pubertät damit zu erklären gesucht, dass er annahm, der Mensch stamme von einem Affen ab, der mit fünf Jahren geschlechtsreif war. Diese Spekulation scheint mir die biologischen Tatsachen über die menschliche Evolution immer noch plausibel zusammenzufassen.

Die Reifungsverzögerung beim Menschen hat die Folge, dass die Verständigkeit des Kindes nicht sofort in die Notwendigkeiten eines Erwachsenenlebens und der Reproduktion einmündet. Stattdessen ermöglicht die sogenannte Latenzzeit ein umfassendes Lernen und Sich-vertraut-Machen mit den gegebenen gesellschaftlichen Bedingungen und Werten. Im Adoleszenzprozess über die Pubertätsregression kann all dies noch einmal eingeschmolzen werden, wodurch eine Neubestimmung auf der Basis eines recht umfassenden Wissens und einer großen Verständigkeit möglich wird. Dies vermag einiges von der enormen Dynamik des menschlichen Kulturprozesses und der zunehmenden Handlungskompetenz und Verantwortungserweiterung im Laufe der Menschheitsentwicklung zu erklären.

Die Ablösung von der Kinderwelt über den mutterleibssymbolischen Fantasie- und Übergangsraum der Pubertätsregression ermöglicht eine Neubestimmung und Neukombination innerer Orientierung und Zielsetzung jenseits instinktiver oder tradierter Triebfestlegungen. Diese merkwürdige Reifungsbedingung erklärt auch die Eigenart menschlicher kultureller Gestaltungen. Man kann sie vor diesem Hintergrund als Versuche verstehen, den Mikrokosmos vorgeburtlicher Erfahrung im Makrokosmos gesellschaftlicher Welten wiederzuerfinden oder, anders ausgedrückt, die zu früh verlorene Heimat als eine Ersatzheimat in Form der kulturellen Welt zu erschaffen (Janus, 1996, S. 66ff., 2010a).

Die Besonderheit der Jugendlichenpsychotherapie besteht darin, dass durch die Dynamik des Adoleszenzprozesses in jedem Falle frühe Erlebnismuster aktiviert sind und verarbeitet werden müssen. Traumatische Belastungen bei der Geburt können in diesem Zusammenhang ein eigenes therapeutisches Thema darstellen. Zu der allgemeinen Erlebnisdynamik in der Pubertät möchte ich beispielhaft den Heidelberger Kinder- und Jugendlichenpsychotherapeuten Gerhard Scheffler zitieren:

> »Aus der Arbeit mit den Jugendlichen heraus zeigt sich, daß verschiedene Kultgruppen der achtziger Jahre den jungen suchenden Menschen Wege bis in den ›Uterus‹ und wieder hinaus zu einer psychischen Neugeburt öffnen. Ein solcher Weg sei kurz skizziert: Jugendliche wenden sich zunächst der Gruppe der ›Waver‹ zu, wave, wie Welle, sie schwimmen gemeinsam in den Wellen. Sobald sie aber von den Wellen überschwemmt werden, wechseln sie in die Gruppe der ›Grufties‹, kleiden sich in Schwarz, meiden die Sonne und die Helligkeit, bemalen

> ihren Teint leichenblass und wollen in dunkle und geheimnisvolle Welten vordringen. Sie feiern ›funeral parties‹, singen Lieder wie ›I want to sleep in a deep black water‹ und turnen sich mit der Gefühlsdroge Schwermut an. Haben die Jugendlichen dann ihre Tiefenregression durchlebt, so wenden sie sich den ›Progressive Groups‹ zu, wieder auf den Weg nach vorn. Sie können also mitvollziehen, welche Möglichkeiten sich junge Menschen auf dem Weg zu ihrer Identität suchen« (Scheffler, 1990, S. 10).

Es sei hier angemerkt, dass Jugendlichenpsychotherapie als schwierig gilt, weil die hier entwickelten perinatalen Zusammenhänge wenig bekannt sind, für die kompetente Begleitung in einer Jugendlichenpsychotherapie meines Erachtens aber unabdingbar sind und den Prozess erst überschaubar und handhabbar machen (Janus, 1996).

Umgang mit der Geburtsdynamik im therapeutischen Prozess bei Erwachsenen

Im therapeutischen Umgang mit Geburtsdynamiken bei erwachsenen Personen sind verschiedene Gesichtspunkte zu berücksichtigen. Zum einen kann die Folgewirkung einer perinatalen traumatischen Erfahrung ganz im Vordergrund stehen und damit sogar den Fokus des therapeutischen Prozesses bilden. Zum andern kann eine perinatale Belastung zwar die Lebenssituation insgesamt einfärben, aber doch nur ein Thema unter mehreren sein. Des Weiteren bringt die Therapie als ein Veränderungsprozess eine Aktivierung von Erlebnismustern der Geburt als dem primären Veränderungsprozess innerhalb der Lebensgeschichte mit sich. Das kann bedeuten, dass eine perinatale Belastung, die sonst latent geblieben wäre, bearbeitet werden muss.

Dazu ist eine entwicklungspsychologische Überlegung wichtig. Neurotische oder psychosomatische Störungen gründen auch in einem unvollständigen Adoleszenzprozess, sodass in der Person »kindliche« Züge erhalten bleiben. Später führen diese dann zu Überforderungen bei bestimmten Aufgaben, die eben nur mit einer »erwachsenen« Autonomie zu bewältigen sind. Den Hintergrund für einen unvollständigen Adoleszenzprozess bilden natürlich jene bekannten Entwicklungskonflikte der ödipalen Situation oder der frühen Triangulierung oder eben der Geburtstransformation, deren Residuen gewissermaßen »mitgeschleppt« werden und die spätere Entwicklungsmöglichkeiten belasten und einschränken können.

Die modernen Gesellschaften, die durch eine rasche Entwicklung und Veränderung wesentlicher Strukturen gekennzeichnet sind, stellen an Autonomie und Selbstverantwortung des Einzelnen besondere Anforderungen. Jede Generation muss sich an eine neue Welt anpassen, sich mit ihr auseinandersetzen und sich entsprechend neu erfinden. Das heißt auch, dass beispielsweise die Welt des älteren Therapeuten eine andere als die seines jüngeren Patienten ist. Er muss es also erlauben oder zulassen können, dass der Patient weitergehen und in eine Welt aufbrechen kann, die jenseits der eigenen Erfahrungen liegt. Dies ist ebenfalls eine Entwicklungsaufgabe heutiger Eltern, während in den traditionalen Kulturen die Jugend immer auf die Werte der Vergangenheit zurückverpflichtet wurde.

Um solche Entwicklungsaufgaben leisten zu können, ist eine Auseinandersetzung mit der Geburtsdynamik und der eigenen Individuation unumgänglich, in der das Transformationspotenzial der frühen Mutter und der Mutter an sich zum Ausdruck kommt oder kommen kann.

Wahl des therapeutischen Settings

Bei einer schweren geburtstraumatischen Belastung ist in der Regel die Weiterentwicklung in stärkerer Weise beeinträchtigt, sodass die sozialen Beziehungsmöglichkeiten belastet oder eingeschränkt sind. Wenn dies in der Symptomatik unmittelbar zum Ausdruck kommt, so ist eine Bearbeitung der unverarbeiteten Geburtserfahrung vordringlich. Das kann die Entscheidung für eine Primärtherapie oder Regressionstherapie nahelegen, die aber oft nicht leicht erreichbar sind. Zudem liegen in der Regel auch Probleme aus späteren Entwicklungsphasen und -schicksalen vor, die eine Aufarbeitung der Lebensgeschichte in einem konventionellen psychotherapeutischen Setting nahelegen.

Eine Möglichkeit besteht darin, dass man mit einem konventionellen psychotherapeutischen Ansatz beginnt, in diesem Rahmen auch die Bedeutung der Geburtsdynamik bespricht, dann aber die Durcharbeitung in einem primärtherapeutischen oder regressionstherapeutischen Setting erfolgt und der Patient anschließend wieder zu dem anfänglichen Therapeuten zurückkehrt, um die gefundenen Erkenntnisse mit der Gesamtheit seiner lebensgeschichtlichen Entwicklung in Verbindung zu bringen.

Ein Beispiel für eine solche Nutzung von zwei therapeutischen Settings war eine Patientin von mir, die in ihren Lebensvollzügen in einer komplizierten und schädlichen Weise blockiert und festgefahren war. Als ein wesentlicher Artikulationspunkt der Störung stellte sich ein Steckenbleiben bei der Geburt heraus, und zwar war der Kopf halb geboren, als es zu einem Geburtsstillstand kam. Die komplizierte sensorische Problematik am Kopf war bei meiner damaligen psychotherapeutischen Kompetenz nicht bearbeitbar. Die Patientin klärte die geburtstraumatisch bedingten Verformungen ihres Körpererlebens im Rahmen einer Regressionstherapie bei einem anderen Therapeuten und kehrte dann zur weiteren Klärungsverarbeitung zu mir zurück. Durch dieses Vorgehen konnte sie ihre Lebensblockierung erfolgreich überwinden.

Im Einzelfall muss herausgefunden werden, welcher therapeutische Weg sinnvoll ist. Eine Bearbeitung einer Geburtsproblematik kann an ganz unterschiedlichen Stellen oder Phasen einer Behandlung sinnvoll sein. Das hängt von den jeweiligen Bedingungen ab. Heute sind die Angebote, Geburtserfahrungen zugänglich zu machen, vielfältiger geworden (vgl. www.isppm.de). Insbesondere im Rahmen von Kunsttherapie, Musiktherapie, Geburtsselbsterfahrungsgruppen und anderem bestehen Möglichkeiten, frühe vorsprachliche Erfahrungen durchzuarbeiten, die in einem am Verbalen orientierten Setting nicht erreichbar sein können.

Im Allgemeinen ist es natürlich günstiger, wenn die Behandlung durchgängig im selben therapeutischen Rahmen erfolgen kann. Dies ist heute viel öfter möglich als früher, als die psychotherapeutischen Gruppen je nach Methode strikt getrennt waren. Heute gibt es immer mehr Therapeutinnen und Therapeuten, die neben einer psychoanalytischen oder tiefenpsychologischen Kompetenz auch körpertherapeutische oder eben auch pränatalpsychologische Kompetenzen mitbringen (beispielhaft Moser, 1993, 1994; Share, 1996; Sonne, 1996; Bail, 2012; Renggli, 2013). Die Geburts- und die Entwicklungsproblematik können ebenso miteinander verflochten sein, dass es notwendig ist, in einem festen Behandlungsrahmen zu bleiben.

> Eine Patientin mit Asthma hatte als kleines Kind stärkste Ängste, ein Kleid anzuziehen. Der Vater musste immer

dabei sein und aufpassen, dass sie »heil« durchkomme. Dann musste in einer ritualisierten Form das Kleid rasch über den Kopf gestreift werden. Die Geburt war bei ihr vorzeitig ausgelöst worden und die Betreuung unmittelbar nach der Geburt war sehr mangelhaft – ebenso in der frühen Kindheit. Die Mutter brauchte das Kind mehr zur eigenen Befriedigung.

Bei dieser Patientin hatte sich die Grundangst in der Frage verdichtet, ob sie »heil« durchkomme, was sich dann in der kindlichen Szene mit dem Kleid ganzheitlich inszenierte. Es gelang ihr später durch besondere intellektuelle und allgemeine Geschicklichkeit, in vielerlei Situationen »heil« durchzukommen. Im übertragenen Sinne ging es, wenn sie es geschickt anstellte, im Geburtskanal rasch vorwärts. Wenn es jedoch zu starken Konflikten kam und sie ein Ohnmachtsgefühl erleben musste, dann kippte das ganze Leben in Zustände schwersten Ausgeliefertseins und heftiger Atemnot um.

Später wurde sie in sehr schroffer Form von den Eltern aus dem Hause gewiesen. Die radikale Trennung vom Elternhaus erlebte sie wie ein »Abgehacktwerden«. Hier wiederholte sich für sie die Auslieferung an die mangelnde Betreuung nach der Geburt. Die Ohnmachtsseite dieses Zustandes verdichtete sich in der Wiederholung der perinatalen Atemnot.

Besonders dramatisch wiederholten sich diese geburtstraumatischen Erlebniszusammenhänge für die Patientin jeden Morgen beim Aufstehen, beim Start aus dem Bett hinaus in die raue Welt (vgl. auch Groddeck, 1923, S. 92), wobei es immer wieder zu Stockungen und einer Aktivierung der regressiven Verhaltenstendenzen kam, die sie dann durch ihre artistische Geschicklichkeit zum Beispiel beim Autofahren überwinden konnte.

Ihr ganzes Leben gewann zunehmend den Charakter einer quälenden Zwangsstörung. Es war ihr nicht mehr möglich, das kreative Wechseln von einem Zustand zum anderen, das »Stirb und Werde« des Alltags, innerlich zu vollziehen. Stattdessen kam es immer wieder zu einem Wiederholen eines dramatischen Geburtsmusters.

Dies ist ein Beispiel dafür, wie tief ein Vorgang wie der einer abrupten und traumatischen Abnabelung, die wir für die Geburt dieser Patientin erschließen mussten und die später von den Eltern wiederholt wurde, die Interaktion beeinflussen kann.

Exemplarisch trat ein Geschehen in der Abschlussphase der Therapie auf: Am Ende der vorgesehenen letzten Stunde wurde ich eigenartig ungeduldig oder unruhig und schloss die Stunde zu früh und unvermittelt ab. Die Patientin verließ scheinbar ohne Reaktion das Behandlungszimmer, und mir wurde unmittelbar klar, dass sich hier etwas von dem abrupten Trennungstrauma wiederholt hatte, welches das Erleben dieser Patientin als Angstthema durchzog. Ich konnte sie noch zurückholen, und wir waren in der Lage, in sehr bewegender Weise über diese letzte Wiederholung zu sprechen. Sie hatte die unvermittelte Beendigung der Stunde als ungeheuer brutal empfunden, hatte versucht, sie innerlich hinzunehmen, und war sehr erleichtert und glücklich, dass es durch meine Aktivität möglich war, diese letzte Situation in einer guten Weise aufzuheben. Danach war noch ein längerer therapeutischer Ablösungsprozess nötig, bis ein wirklich neues Lebensgefühl erreichbar war.

Dieses Geschehen in der Abschlussphase entspricht den Beobachtungen von Otto Rank, dass die Beendigung einer Therapie und die damit verbundene Ablösung aus der therapeutischen Beziehung die Erlebnismuster der Geburt aktivieren können. Die Gefahr besteht dann darin, dass sie einfach wiederholt werden, ohne verstanden zu werden, und dadurch nicht integriert werden können. Darum ist es so bedeutsam – wie Rank dies auch besonders in seinem exemplarischen Fall im ersten Band seiner *Technik der Psychoanalyse* (1926–1931) erläutert hat –, dass die Geburtsdynamik im Laufe der Behandlung und besonders in der Schlussphase so weit durchgearbeitet werden kann, dass die Ablösung nicht wie bei der ursprünglichen Geburt als »Selbstverlust« erlebt wird, sondern als Erfahrung einer Neugeburt, sodass sich Patienten im günstigsten Falle nach einer Therapie wie »neu geboren« erleben können.

Es gibt heute zahlreiche ausführliche und differenzierte Behandlungsberichte zur Bearbeitung geburtstraumatischer Erfahrungen, auf die ich an dieser Stelle nur hinweisen möchte: Janus, 1990, 1991b, 2004, 2013a, 2013b; Renggli, 2013; Schindler, 2013.

Einfärbung des Lebensgefühls durch eine geburtstraumatische Belastung

Eine nicht verarbeitbare Situation bei der Geburt kann wie eine Prägung einen tiefen emotionalen Eindruck hinterlassen. Hierfür ist der Fall eines Patienten von mir ein Beispiel, der nach der Geburt wegen eines Bombenangriffs im Kreißsaal über viele Stunden »vergessen« worden war. Diese Verlassenheitserfahrung hatte sich dem Patienten als eine Art Horror unbewusst eingeprägt, dessen Abwehr sein Leben bestimmte und seine Beziehungsmöglichkeiten dramatisch einschränkte. Er musste beständig für Harmonie und Ausgleich sorgen, und es bedurfte eines längeren Prozesses, in dem sich dieses Verhalten in der therapeutischen Situation wiederholte, bis erkannt war, dass er, ohne es recht zu wissen, ständig befürchtete, dass ich die Behandlung unvermutet beenden würde und er dann einer unerträglichen Verlassenheit ausgesetzt wäre. Durch diese Einsicht konnten dann viele analoge Lebenssituationen mit einem tragischen Ausgang verstanden werden.

Typisch für die Einfärbung des Lebensgefühls sind geburtstraumatische Konstellationen, die Einschränkungen zur Folge haben wie bei einer ausgeprägten Frühgeburtssituation, wie es die Beispiele weiter oben verdeutlicht haben. Hier geht es therapeutisch darum, die in besonderer Weise traumatische Bedingung der Frühgeburt auf der seelischen Ebene zu würdigen, zu verstehen und die emotionalen und verhaltensmäßigen Folgeerscheinungen wahrzunehmen und zu verarbeiten. Letztlich kommt es darauf an, wie eigentlich auch sonst im Leben, aus dem Gegebenen kreative Lebensmöglichkeiten zu entwickeln, denn eine Schädigung oder Beeinträchtigung bedeutet immer auch eine besondere Sensibilität, eine erweiterte Wahrnehmungsfähigkeit und beinhaltet die Chance, kreative Potenziale zu entwickeln. Kreativität ist ein Wurzelgrund menschlicher Identität (Rank, 1932), insofern Menschen sich immer in der Geschichte weiterentwickelt und neu erfunden haben.

Ein Hintergrund der genuinen Kreativität des Menschen ist die basale Plastizität der Anpassungsmöglichkeiten in der vorsprachlichen Zeit an die in einer bestimmten Gesellschaftsform gegebenen Interaktionsmuster. Dies ermöglicht eine basale Anpassung an ganz verschiedene Lebenswelten, wie dies in den unterschiedlichen Stammeskulturen besonders deutlich zum Ausdruck kommt (Erikson, 1966).

Diese erstaunliche Anpassungsfähigkeit des Menschen mag mit seiner physiologischen Frühgeburtlichkeit zusammenhängen: Der quasi noch halb fötale Charakter des Säuglings im »uterinen Frühjahr« bringt eine noch fötale Plastizität und Einstellungsfähigkeit auf die Eigenarten der jeweiligen Mutter mit in die nachgeburtliche Situation und ermöglicht eine Formbarkeit, wie sie typisch für den Homo sapiens ist.

Die Aktivierung der perinatalen Muster in der Pubertät wiederum bedeutet eine Aktivierung dieser Fähigkeit zur Anpassung an ganz verschiedene Lebenswelten und an die kreative Umformung oder Neuformung der gegebenen Lebenswelt. Damit komme ich zu den kreativen Aspekten im therapeutischen Prozess.

Kreative Aspekte im therapeutischen Prozess

In einer groben Zusammenfassung könnte man den therapeutischen Prozess als eine Regression bezeichnen, die unternommen wird, um eine Progression zu ermöglichen. Der Patient kommt in einer Situation zum Therapeuten, in der er durch die Aktivierung einer frühen Kinderangst seine gewohnte Autonomie verloren hat. Die therapeutische Situation ermöglicht es ihm, zu der Ursprungssituation der Angst zurückzukehren, sie unter besseren Bedingungen neu und zu Ende zu erleben und sich dadurch innerlich nachzuentwickeln, um sich dann der auslösenden Lebenssituation kreativ stellen zu können. Die offene Struktur demokratischer Gesellschaften, die von der individuellen Verantwortung des Einzelnen ausgeht, erfordert einen kreativen Lebens- und Selbstentwurf mit eigener Idealbildung, wie er nur auf der Basis einer relativ bestätigenden, einfühlenden und unterstützenden Sozialisation möglich ist, die eben einen Bezug zu sich selbst und eine freie Selbstbestimmung erlaubt.

Solche Sozialisationsbedingungen sind vor dem Hintergrund unseres Erbes einer Gehorsamskultur meist nur unvollständig gegeben. Daher kann es später zu Überforderungen der Autonomie kommen, die in einzelnen Bereichen nur unvollständig entwickelt werden konnte. Der letztliche Grund liegt dabei in dem weiter oben beschriebenen Selbstverlust bei einer traumatisch belasteten Geburt, wobei natürlich auch eine vorgeburtliche Belastung erschwerend hinzukommen kann. Dieser Selbstverlust wirkt in einer Autonomieschwächung weiter und beeinträchtigt auch in den späteren Entwicklungsphasen die Fähigkeit, zu sich in Kontakt zu kommen oder mit sich in Kontakt zu bleiben.

Der zentrale Punkt im therapeutischen Arrangement besteht deshalb darin, dass der Patient dabei unterstützt wird, sich wiederzufinden. Roman Lesmeister (2009) hat davon gesprochen, dass die Mehrzahl seiner Patientinnen und Patienten in die Therapie kam, weil sie den Bezug zu sich selbst verloren hätten. Es geht also darum, dahin zurückzugehen, wo er oder sie sich noch »hatte«, noch mit sich im Kontakt war, also an den Ort vor dem Trauma, bei dem sich der Selbstverlust ereignete. Hier kann eine Regeneration seiner Kohärenz möglich werden.

Dieser regenerative Bereich liegt letztlich eben im Einheitserleben vor der Geburt, dem Quellpunkt unserer Vitalität. Der Erhalt der Kraft der Kohäsion des zentralen Selbst, wie sie sich in der Einheit des Kindes vor der Geburt darstellt, ist die Voraussetzung dafür, mit den Spannungen der Geburtsdynamik und den Belastungen der nachgeburtlichen Welt zurechtzukommen und zu immer neuen kreativen Ausgleichen und Lösungen zu kommen.

Die Komplexität und Vielschichtigkeit der geburtlichen und nachgeburtlichen Belastungen führen jedoch meist dazu, dass die beschriebene Regenerationsfähigkeit nur unvollständig realisiert werden kann. In einzelnen günstigen Fällen kann die Regeneration aber durchaus geschehen, wie die folgenden Beispiele zeigen sollen. Zunächst eins zum mangelnden Selbstwerterleben:

> Eine Patientin mit einer quälenden Zurücksetzungsproblematik geriet, nachdem die lebensgeschichtlichen Zusammenhänge in der Therapie weitgehend geklärt und verarbeitet waren, in einen tranceartigen Regressionszustand. In dem hatte sie ein versöhnliches »mystisches« Erleben, aus dem sie mit der tiefen Einsicht in die elementare Nichtbeachtung und Zurücksetzung bei ihrer Geburt auftauchte, die als Hintergrund ihrer Problematik im Leben

> erkannt werden konnte. Der Wiederanschluss an das Einheitserleben gab ihr die Kraft, die reale Zurücksetzung als vergangenes, begrenztes Ereignis und als ein Element ihres Lebens zu akzeptieren. Hieraus konnte sie eine Stärkung für einen Neubeginn entwickeln.

Diese Patientin ist auch ein Beispiel für die Aussage Ranks, dass es manchen Patienten nach einer gelungenen Therapie deutlich besser geht, als es ihnen vor dem Ausbruch der krank machenden Symptomatik je gegangen war, weil eben das »Mitschleppen« einer traumatischen Belastung einen Teil ihrer Lebensenergie verbrauchte. Man kann das Auftreten von Symptomen als einen misslingenden Reifungsprozess verstehen, der in der Wiederholung des alten Kohärenzverlustes stecken bleibt.

Ein anderes Beispiel für einen kreativen Neubeginn ist der besondere therapeutische Prozess bei einem asiatischen Patienten, der über die komplexen Eingewöhnungsschwierigkeiten in den westlichen Kulturstil mit einer depressiven Symptomatik erkrankt war.

Nach einiger Zeit des Durcharbeitens seiner lebensgeschichtlichen Probleme und des Hintergrundes seiner Eingewöhnungsschwierigkeiten kam es zu einem mehrstündigen Regressionszustand, indem er sich in der Gebärmutter seiner Mutter wohlfühlen und in einer tiefen Weise zu sich kommen konnte. Diese Erfahrung stärkte ihn und gab ihm ein intensives Gefühl von sich selbst, aus dem heraus seine situativen Probleme leicht lösbar erschienen und sich auch wirklich als in guter Weise lösbar erwiesen, weil er wieder Zugang zu seinen inneren Ressourcen und Potenzialen hatte.

Ein solches regeneratives Geschehen ereignet sich aber nicht nur im Rahmen einer länger andauernden therapeutischen Fokussierung, sondern es kann sich in jeder »günstigen« Stunde ereignen, in der es gelingt, dass der Patient in besonderen Momenten in einer tiefen Weise in Kontakt mit sich selbst kommt und hieraus die Kraft zu einer konstruktiven Neueinstellung gewinnt. Förderlich hierfür ist eine therapeutische Einstellung, die genau diesen Prozess unterstützt.

Wesentliche Elemente hierzu hat Rank in seiner *Technik der Psychoanalyse* (1926–1931) beschrieben: Es ist sinnvoll, vom unmittelbar gegenwärtigen Erleben auszugehen, weil in ihm die gesamte Vergangenheit, auch die vorsprachliche, implizit präsent ist; nicht so sehr, was der Patient sagt, ist wichtig, sondern wie er es sagt. Der sogenannte Widerstand wird als erste Regung eines eigenen Willens genommen, um dann konstruktiv damit umzugehen.

In der Rank'schen Terminologie geht es darum, den Patienten darin zu unterstützen, sich selbst und seinen Willen wiederzufinden und zu erleben. Wille sei hier als die eigene vitale Urkraft der Autonomie und der eigenen Kohärenz zu verstehen, wie sie eben auch schon in der vorgeburtlichen Entwicklung wirksam ist und sich zeigt. Dass Rank diesen eigentlich weiteren Aspekt des Kontakts zu sich selbst im Terminus des Willens fasste, mag damit zusammenhängen, dass damals deutsche Gehorsamserziehung einen wichtigen Punkt darin sah, den Willen des Kindes zu brechen, so befremdlich das auch heute klingen mag. Und darum bedeutete die Wiedergewinnung eines Bezugs zum eigenen Wollen auch den Wiedergewinn des Bezugs zu sich selbst.

Settings bei geburtstraumatisch bedingten neurotischen und psychosomatischen Symptomen

Da die Geschichte der Pränatalen Psychologie durch einzelne Therapeutenpersönlichkeiten geprägt ist, gibt es kaum eine Diskussion der behandlungstechnischen Probleme in größeren therapeutischen Gesellschaften, wie dies in der übrigen Psychoanalyse und Tiefenpsychologie der Fall ist. Vielmehr entwickelten die einzelnen Therapeuten durch ihre persönlichen Kompetenzen geprägte Konzepte, die dann von relativ kleinen Gruppen tradiert wurden. Daher bestehen im Moment unterschiedliche Umgangsweisen mit den Erscheinungsformen der Folgewirkungen traumatischer Belastungen bei der Geburt. Es scheint mir sinnvoll, hiervon einige Beispiele ausführlicher darzustellen, um einen unmittelbaren Eindruck der heute praktizierten therapeutischen Umgangsweisen mit den Folgewirkungen geburtstraumatischer Erfahrungen zu vermitteln.

Dabei lassen sich unterschiedliche behandlungstechnische Fokussierungen beschreiben:

- die psychoanalytisch orientierte Intuition wie bei Rank,
- die regressionstherapeutische Begleitung wie bei Janov und Emerson,
- die imaginativ-beziehungsorientierte Rekonstruktion wie bei Hochauf,
- die szenisch-körperpsychotherapeutische Begleitung wie bei Renggli,
- die analytisch-regressionstherapeutische Begleitung wie bei Hollweg,
- die gegenübertragungsorientierte Rekonstruktion wie bei Volz-Boers.

Gemeinsam ist bei diesen unterschiedlich fokussierten Vorgehensweisen das Ziel, eine frühe vorsprachliche Erfahrungsrealität in einem körper- und bildnahen Empfinden und Erleben zu vergegenwärtigen, sodass frühe unintegrierte und unmentalisierte Erfahrungswirklichkeit nachträglich vervollständigt und als Teil des eigenen Lebens integriert werden kann.

Die folgenden Zitate können nur einen schlaglichtartigen Einblick in die jeweilige therapeutische Vorgehensweise geben und sollen Anregung sein, je nach Neigung und Interesse die Originalarbeiten zu lesen. Die Beispiele sollen aber auch die Diskussion darüber anregen, wie diese frühen vorsprachlichen Erlebniszusammenhänge in die etablierten psychotherapeutischen Settings integriert werden können. Entscheidend hierfür ist eine Erweiterung der Wahrnehmung und die Auseinandersetzung mit den Bedingungen der eigenen vorgeburtlichen Zeit und der Geburt selbst – auf welchen Wegen auch immer: durch Erkundigungen, durch Selbstanalyse, durch Selbsterfahrungsangebote und in besonderer Weise durch die Auseinandersetzung mit der kulturellen Verarbeitung geburtlicher Erfahrung, worauf ich später zurückkomme.

Ich beginne mit einem Fallbeispiel der Psychoanalytikerin und imaginativen Psychotherapeutin Renate Hochauf, weil sie die differenzierteste Behandlungstechnik auf der Basis von Psychoanalyse, imaginativer Therapie und anderen therapeutischen Techniken erarbeitet hat, mit ausgiebiger Reflexion der entwicklungspsychobiologischen und psychotraumatologischen Voraussetzungen, sodass hier das vollständigste Bild heutiger

Behandlungsaspekte gegeben ist, auf dessen Hintergrund die anderen Beispiele bezogen werden können.

Klaustrophobisches Erleben – verschiedene imaginative Techniken und Traumatechniken nutzen

> »Die Patientin stellte sich mit einer immer stärker werdenden Klaustrophobie vor, die jeweils in Panikattacken einmündete, sofern sie der Situation nicht entweichen konnte. Körperlich schilderte sie dazu Schweißausbrüche, Herzrasen, Kreislauffehlregulationen und Ohnmachtsempfindungen. Außerdem beschrieb sie damit im Zusammenhang eine extreme Muskelanspannung und große Atemnot mit der Gewissheit zu ersticken. Ausgelöst wurden diese Anfälle immer dann, wenn sie sich in einem geschlossenen Raum befand – vor allem aber, wenn dann in diesem Raum ›bedeutsamer Stress‹ entstand. Sie wisse dann nicht, ob sie fliehen oder bleiben solle, und erstarre innerlich. [...]
>
> Die Symptomatik bestand bland schon von Kindheit an [...]. Seit sie infolge der begonnenen Ausbildung (die Patientin war unterdessen 19 Jahre alt) nicht mehr im Elternhaus lebte, hätten die Ängste und körperlichen Symptome immer mehr zugenommen. Sie fühlte sich unterdessen diesen Ängsten ohne ›Schutz der vertrauten elterlichen Umgebung‹ immer mehr ausgeliefert und in diesen Zuständen ›endlos einsam‹.«

Der komplexe therapeutische Prozess entlang einer imaginativen Vergegenwärtigung der Elemente der frühen dissoziierten Erfahrung einer traumatischen Geburt, die sich vor dem Hintergrund einer vorgeburtlichen Nahtoderfahrung im Zusammenhang mit einer Blutung und eines Zwillingsverlustes gestaltet hatte, wird von Hochauf in folgender Weise zusammengefasst:

> »Die Patientin hatte mit ihrer klaustro- und agoraphobischen Symptomatik die prägenden Trigger ihrer todesnahen Schwangerschafts- und Geburtserfahrung auf die aktuelle Umwelt projiziert und darüber unbewusst versucht, ihre Angst zu binden und Wiederholungen über Meidung zu verhindern. Als Trigger fungierten vor allem Hochstress und verschlossene (oder länger geöffnete) Räume (eine affektive Verbindung zur Todesnähe des Traumas, die dann intern entstand, wenn

sie in Räumen das ›Überleben‹ leisten musste). Die Geschlossenheit der Räume triggerte die damalige Blockierung der Geburtswege, die Unmöglichkeit, den sauerstoffarm erlebten Raum in Verwechslung mit dem Körper der Mutter lebend zu verlassen. Eine anhaltende Türöffnung triggerte den Sog der drohenden Fehlgeburt. Eine kurzfristige Türöffnung hob in der Realität zunächst die Doppelung der Triggerung auf, so dass sich die Patientin kurzfristig besser regulieren konnte. Langfristig funktionierte dies allerdings immer weniger. […]

Die Verunsicherung und extreme Expositionierung der phobischen Traumaäquivalente korrespondierten mit dem Verlassen des Elternhauses. Sie beschrieb, dass sie damit sozusagen von dem ›Familiendruck‹ etwas befreit gewesen sei, aber eben allein. Dabei schilderte sie extreme Einsamkeitsgefühle, die oft lange in ihr anhielten, selbst bei gleichzeitig laufenden Kontakten, die sie dann ›nicht an sich heranlassen‹ konnte. In der Therapie hatte sie diese blanden traumabezogenen Zustände ihren Eingangsbildern des Imaginationsprozesses zugeordnet: Sie ist gerettet, aber allein, und dies in beiden traumatischen Ereignissen. In der Frühschwangerschaft erleidet sie den Tod der Schwester, in der Geburt scheint die Mutter regungslos, wie tot dazuliegen, als das Kind aus der dissoziativen Trance des Geburtstraumas – nach der Erstversorgung beiseitegelegt – ›erwacht‹. Erst für das spätere Verständnis der Patientin befindet sich die Mutter in einem Narkosezustand. […]

Erst die Rekonstruktion ihrer traumatischen Ereignisfolgen und die jeweilige Wiedereintrittserfahrung in den Beziehungskontakt (im Geburtstrauma war dies der erste gefühlte Kontakt mit dem mütterlichen Körper beim Stillen, der das Kind endgültig aus der Erstarrung holte) machten eine Integration und anhaltende symptomatische Veränderung möglich.

Aber auch bei dieser Patientin war selbstverständlich die traumatisch-fokussierte Arbeit nur ein Kernstück der Therapie, in deren Vorlauf erst eine tradierte, lege artis begonnene psychoanalytische Behandlung bei sorgfältiger Exploration der frühen Lebensereignisse zu dieser bearbeitungswürdigen Problematik hinführte. Noch bedeutsamer erwies sich später das Aufgreifen dynamischer Aspekte für die Notwendigkeit, die frühen Extremerlebnisse in die Gesamtpersönlichkeit zu integrieren. Gerade die bisherige Schwierigkeit der Patientin, infolge ihrer fragmentierten Grunderfahrungen dynamische Konfliktregulierungen zu erkennen und zu leisten, war nun, da sich über die Traumaarbeit eine bessere Strukturstabilität eingestellt hatte, überhaupt für die Patientin erkenn- und bearbeitbar. Insofern konnte auch erst jetzt die anstehende Ablösung vom Elternhaus, die dynamische Fixierung beider Seiten in Fürsorge und Rettung zur Angstbindung, die Hinwendung der Patientin zu Partnerschaft und eigener Familiengründung geschehen. […]

Dabei spielte die Arbeit an der Vaterbeziehung eine große Rolle. Der Vater war infolge der sehr engen, symbiosenahen Beziehung zwischen Mutter und Tochter lange aus der familiären Konstellation ausgegrenzt gewesen, und darüber war die präsymbolische Konstellation bis in das Erwachsenenleben der Patientin scheinbar festgeschrieben gewesen. Für eine Nachreifung auch der die Partnersuche betreffenden Aspekte war die Arbeit an den väterlichen Übertragungen nun möglich und notwendig.

Die Patientin hat die Ausbildung und schließlich ein Studium geschafft, eine Familie gegründet und nach einer Zeit niederfrequenter Nachbetreuung ihre phobische Prägung weitgehend abbauen können. Dies haben ihr sowohl die biografisch ordnende Rekonstruktion des Traumas im Sinne einer Ereignistrennung als auch die Auseinandersetzung mit den nachfolgend erworbenen phobischen Aktualsituationen ermöglicht« (Hochauf, 2014, S. 379ff.).

Das behandlungstechnische Vorgehen im Einzelnen kann nur die Originalarbeit vermitteln (vgl. auch Hochauf, 1999). Doch wird aus der Zusammenfassung der wesentliche Aspekt deutlich: Auch schon im ganz frühen Erleben besteht eine Einheitlichkeit und Kohärenz, die eben durch eine traumatische Belastung verloren gehen kann.

Um die Differenziertheit der entwicklungspsychologischen Rekonstruktion des Hintergrundes der phobischen Ängste zu vergegenwärtigen, hier noch ein Zitat aus dem therapeutischen Prozess:

»Es existiert ein früheres, einem Kontext nicht zuordenbares Erlebnis, in dessen Zusammenhang in einem geschlossenen Raum eine existenzielle Bedrohung entsteht, die mit Sauerstoffmangel einhergeht, von der Patientin nicht mehr kontrollierbar ist und in der dissoziativ der Kontakt zur Umgebung (und damit auch zur Personenwahrnehmung) verloren geht. Die später rekonstruierte geburtstraumatische Erfahrung wird genau diese Ereignisfolge ergeben: Das Kind im Geburtsstillstand gerät über den Sauerstoffmangel in eine vitale Gefährdung, die im Geburtsbericht unter anderem als Nabelschnurumschlingung erkennbar beschrieben ist und im Erleben der Patientin inneren Wahrnehmungen der bekannten Tunnelerfahrung und der Annäherung an ein todesnahes Erlebnis entspricht.

Folgt man dem ebenfalls als Ereignisfolge zu lesenden agoraphobischen Zustand, dann ergibt sich eine zwischen Stressaktivität und Soggefühl einhergehende Situation, in der das Gefühl der Wehrlosigkeit gegen die Gewalt des ›Nach-außen-gezogen-Werdens‹ in einem Zeitverlauf immer stärker wird. Darüber gerät das Kind in eine schocknahe Erstarrung, in der es nur in schützender Trance noch den Raum verlassen kann.

In der späteren Rekonstruktion wird sich darin der Handlungsablauf der drohenden Fehlgeburt widerspiegeln, in der das Kind im Zusammenhang mit den zunehmenden Kontraktionen des Uterus (die sich in Form rhythmischer Schmerzzustände bei der Patientin wiederfanden) und der Panik der Mutter eine Todesahnung für das Kind ergab, in der es über die schocknahe Trance in dieser Anmutung verharrt, aber in der ›daneben‹ dissoziiert ablaufenden Gewissheit, nach draußen gesogen zu werden, sich in das Sterben ergab. Jedenfalls wurde dies später von der Patientin so formuliert.

Dies wird im Verlauf noch eine besondere Bedeutung gewinnen: An dieser Stelle erarbeitete die Patientin einen nicht lebensfähigen Zwilling (eine Schwester, deren späterer ›Ersatz‹ sich in der engen symbiotischen Beziehung der Patientin zu einer Freundin definierte). Der Tod dieses Zwillings sei, wie die Patientin später für sich subjektiv konfigurierte, letztlich der Auslöser der drohenden Fehlgeburt gewesen. Im Überlebenskampf der Patientin an dieser Stelle ihrer frühen Lebensgeschichte fanden sich zwei Spuren von Ereignisfolgen: das Festhalten im Uterus bis zur völligen Schockstarre (was der realen Überlebenshandlung des Kindes entspricht, denn die Patientin hat diese Krise überlebt) und ein Gefühl des Hinausgleitens in Frieden und Einverständnis, das sie später dieser Schwester zuordnen wird.

Es ergaben sich mehrere gemeinsame Trigger beider Ereignisse, die für die Verbindung beider phobischer Inszenierungen zu einer scheinbaren, die Zeitzuordnung überspringenden Symptomatik ausschlaggebend waren. Primär scheint wohl das Einsetzen der uterinen Kontraktionen, verbunden mit existenzieller Bedrohung und Todes-

> angst den traumatischen Zustand auszulösen. Im ersten Fall, der drohenden Fehlgeburt, war die Chance des Überlebens daran geknüpft, nicht rauszufallen, nicht loszulassen, was sich unter anderem in den Bindungsbesonderheiten der Patientin widerspiegelte. Deshalb konnte die Patientin auch in ihrer phobischen Reinszenierung den Raum nie allein verlassen, denn dies war in ihrem Traumageschehen verbunden mit der Verknüpfung von Sterben und Verlassen des Uterus. Der Zwilling hatte den ›Raum‹ allein verlassen, und sie erlebte wohl in ihren Inszenierungen in Identifikation dessen Zustand.
>
> Die Patientin überlebte, wuchs der Geburt entgegen. Als diese sich mit Kontraktionen ankündigte, aktivierte sich in ihrem frühen neuronalen Netzwerk die todesnahe Erfahrung und die damit verbundene Überlebenslösung: Starre, nicht bewegen, eine bestimmte Körperhaltung einnehmen usw. (als Rekonstruktionsdetails in der Therapie), denn nach außen zu treten schien aus der früheren Erfahrung heraus tödlich. Dies scheinen die psychischen Aspekte des Prozesses aus der Perspektive des Kindes zu sein, gekoppelt mit den Ängsten der Mutter, was schließlich den Geburtsstillstand, die Gebärunfähigkeitslage des Kindes und die damit verbundene Nabelschnurumschlingung förderte und zu der genannten Geburtstraumatisierung führte.
>
> Unter der Geburt aber sollte dieses ›Festhalten‹ zur Gefahr werden, das Kind, durch die Kontraktionen an die frühe Gefahr ›erinnert‹, gelangt über den Zustand der erneuten inneren Erstarrung in einen sich wiederholenden lebensbedrohlichen Zustand.
>
> Beide Ereignisse aber sind begleitet durch einen schwerwiegenden Bindungsabriss: im ersten Fall bei der Konfrontation mit dem sterbenden Zwilling, im zweiten Fall mit der Erfahrung, die Präsenz der schwer betroffenen Mutter und damit die letzte Realitätskontrolle für die Geburtssituation zu verlieren« (Hochauf, 2014, S. 391ff.).

Die ärztliche Kinder- und Jugendlichenpsychotherapeutin und Psychotraumatologin Natascha Unfried (1999) hat in luziden Fallgeschichten gezeigt, dass die therapeutische Technik von Renate Hochauf auch im Rahmen von Kinderpsychotherapien konstruktiv angewandt werden kann.

Die spezifische Qualität der Arbeit von Renate Hochauf sehe ich darin, dass in dem ständigen Bezug auf die Real- und auf die Übertragungsebene die Patientin oder der Patient immer einen Realbezug zum Therapeuten behält, von dem heraus sie oder er das aufsteigende archaische Erleben immer wieder neu balancieren und durcharbeiten kann. Die große Gefahr in üblichen Settings besteht darin, dass durch die Aktivierung archaischen Erlebens lang hingezogene Übertragungsregressionen bedingt sein können, die aber keine wirkliche Durcharbeitung und Integration der traumatogenen frühen Erfahrungen ermöglichen. Die Therapeutin oder der Therapeut haben in diesem Sinne eine Hilfs-Ich-Funktion, bei der sie oder er je nach der situativen Bedingung verschiedene therapeutische Techniken nutzt, wie sie in den letzten Jahrzehnten erarbeitet wurden. Eine Voraussetzung dafür ist die sensible Einfühlung und Wahrnehmung in die vorgeburtlichen und geburtlichen Lebens- und Erlebensbedingungen der Patienten.

Nach diesen Eindrücken von einem sehr komplex gestalteten therapeutischen Vorgehen möchte ich ein therapeutisches Beispiel des Baseler Körper- und Regressionspsychotherapeuten Franz Renggli geben, der sich in seinem Vorgehen wesentlich auf die Erfahrungen in seiner Ausbildung bei den pränataltherapeutischen Pionieren William Emerson und Ray Castellino stützt.

Halten und Loslassen – leiblich-szenisches Arbeiten

> »Eric ist ein fünfjähriger Junge, der jede Nacht schreiend aus dem Schlaf erwacht. Er strampelt und schlägt wild um sich, wobei er die Orientierung verliert. Wenn Mama oder Papa dann zu ihm gehen, ist er nicht ansprechbar, er kann nicht geweckt werden, das heißt, er kann nicht aus seinem Zustand befreit werden. Ein solcher Anfall dauert mindestens eine Stunde, meistens länger. Eva und Paul, die beiden Eltern, sind völlig erschöpft und ratlos.

Ursprung dieses Dramas ist eine sehr traumatische Geburtserfahrung. Mit einem vorzeitigen Blasensprung habe alles begonnen, erzählt Eva, die ihr Kind zunächst in einer Klinik für alternative Geburtsmethoden zur Welt bringen wollte. Doch dann blieben Wehen aus, die Herztöne fielen allmählich ab. Mit Blaulicht wurde die Mutter in ein Universitätskrankenhaus gefahren. Als Komplikation stellte sich dann auch noch ein Infekt mit hoher Temperatur ein, weshalb die Mutter mit Antibiotika behandelt werden musste. Schließlich bekam sie eine Periduralanästhesie, um den Beckenbereich schmerzunempfindlich zu machen; und die Wehen wurden durch Medikamente verstärkt und beschleunigt. Dann versuchte man Eric zunächst mit der Saugglocke und schließlich mit der Zange zu holen.

Dieser ganze Prozess dauerte dreieinhalb Tage – für beide Eltern war es ein Albtraum. Die Mutter war vollkommen desorientiert. Sie verlor den Kontakt zu sich selbst, sie fühlte sich abgeschnitten von ihrem Körperempfinden und von ihren Gefühlen, zudem auch von ihrem Sohn Eric. Während sie davon erzählt, erkenne ich bei ihr körperliche Anzeichen von Schock.

Zusammen mit meiner damaligen Mitarbeiterin Cornelia Reichlin begleiten wir Eric und seine Eltern durch diese Situation. Ich schlage ein ›Geburtsspiel‹ vor. Eva und Paul, der Vater, sitzen einander auf dem Boden im Schneidersitz gegenüber und halten sich gegenseitig an den Schultern. So entsteht ein geschlossener Raum zwischen ihnen, wie eine Gebärmutter. Eric lade ich ein, sich zwischen seine Eltern zu setzen und sich einen Ausgang zu suchen, wie bei der Geburt. Bisher war er gar nicht scheu, er hat alles Mögliche in meiner Praxis untersucht und damit gespielt; jetzt wird er vorsichtig und ängstlich. Kaum hat er sich zwischen die Eltern gesetzt, da hat er schon einen Ausweg aus seinem ›Mutterschoß‹ gefunden. Ich ermuntere ihn, es ein zweites Mal zu versuchen. Den Eltern gebe ich dabei den Hinweis, sie dürfen ihre ›Gebärmutter‹ nun etwas stabiler gestalten, sodass Eric sich jetzt den ›Geburtsweg‹ erkämpfen muss. In dieser Situation bricht Eric ganz unerwartet in heftiges Weinen und Schreien aus, er beginnt wild um sich zu schlagen, zu treten, zu schreien und zu beißen. Er ist außer sich und hat in kürzester Zeit die Orientierung verloren. So sei das jede Nacht, erklärt Eva.

Ich bin überrascht, ja fast schockiert über dieses Geschehen und denke zuerst, die Eltern hätten meine Aufforderung allzu strikt befolgt und Eric keine Chance gegeben, sich aus seinem ›Gefängnis‹ zu befreien. Dann sehe ich aber, dass dies gar nicht der Fall ist: Er hätte viele Möglichkeiten gehabt durchzubrechen und machte es teilweise auch, aber nur, um sich dann blitzschnell in den ›Mutterschoß‹ zurückzuziehen. [...]

In dieser Situation schlage ich Eva vor, sich von Cornelia ablösen zu lassen: nun bildet Cornelia mit Paul zusammen den Mutterschoß, und

Eva als Mutter soll ihren Sohn rufen und ihm einen Weg aus seiner Höhle herausweisen. Nach einer, wie uns scheint, endlos langen Zeit gelingt es Eric schließlich, sich zu befreien: Er schreit jämmerlich, sucht nun den rettenden Körperkontakt mit seiner Mutter Eva. Doch die Annahme, er würde sich endlich beruhigen, ist weit gefehlt, im Gegenteil: Das ganze Drama beginnt von vorn, nur spielt es sich jetzt zwischen der Mutter und Eric ab. Kaum in Körperkontakt mit Eva, lehnt Eric sie wütend ab, er kneift und beißt sie, schlägt mit den Fäusten und Beinen auf sie ein, wo er sie gerade erwischen kann. Es ist genau dasselbe Verhalten wie zuvor im Mutterschoß. Sobald er sich aber von seiner Mutter wieder befreit hat, beginnt er herzzerreißend nach ihr zu rufen und zu schreien und sich innig an sie zu schmiegen. Das alles macht er immer noch mit geschlossenen Augen, er ist in keiner Weise ansprechbar – genauso, wie es sich jede Nacht zu Hause abspielt.

Obwohl Eric tobt und schreit, versuche ich, mit Eva in Kontakt zu kommen, und frage sie, was sie in dieser Situation in ihrem Körper spüre? Nur mit Mühe kann sie erzählen: Wann immer sie an Erics Geburt erinnert werde, falle sie in eine innere Starre, einen Schockzustand, in der sie sich selbst überhaupt nicht mehr spüre. Ich frage sie daraufhin, ob Cornelia und ich ihr Halt geben dürften, damit sie sich und ihre Gefühle spüren könne. So halten wir sie von beiden Seiten, und schließlich setzt sich Cornelia mit ihrem Körper ganz nahe an Eva heran, sie tritt in direkten Körperkontakt mit ihr, um ihr so ein Gefühl von Sicherheit zu vermitteln. Durch diesen Schutz und die Geborgenheit, die sie dabei empfindet, gelingt es Eva, sich ganz allmählich aus ihrer Starre zu lösen, und an deren Stelle fühlt sie jetzt die Wärme ihrer Tränen – zum ersten Mal darf eine ganz alte Trauer wieder aufbrechen.

Endlich hat auch der Vater Gelegenheit zu erzählen, wie er sich damals, während der Geburt, gefühlt hat. Er berichtet, auch er sei während der quälend langen Zeit der Wehen und der Geburt in einen Schockzustand gefallen, genau wie jetzt. Er habe befürchtet, seine Frau würde sterben, und in seiner Vorstellung habe er Eric schon tot gesehen. […]

In dieser überaus emotionalen Situation, die uns Erwachsene ergriffen hat, ›erwacht‹ Eric endlich aus seinem Zustand: Zufrieden und gelöst setzt er sich in den Schoß seiner Mutter.

Bevor wir diese zweistündige Sitzung beenden, die uns wie eine Ewigkeit vorgekommen ist, erzähle ich Eric, was ich von der Situation verstanden habe: Ich sage ihm, was er hier erlebt habe, passierte ihm jede Nacht daheim in seinem Bett, dass er nämlich schreiend erwache, nur habe er das hier mit vollem Bewusstsein erlebt.

Möglicherweise habe er nachts, bevor er schreiend erwache, jedes Mal einen Traum, der ihn an seine dramatische Geburt erinnere. So falle er jede Nacht in einen Albtraum zurück – er und seine Mama seien damals, bei seiner Geburt, ganz nahe an den Tod gekommen, beide mussten sie fast sterben. Und die Mama sei damals auch noch krank gewesen, sie habe starke Medikamente bekommen und deshalb schließlich jeden Kontakt zu ihm verloren. Vielleicht verstehe er jetzt besser, was jede Nacht im Schlaf geschehe.

Und bevor Cornelia und ich die Sitzung beenden, empfehle ich der Mutter, mit einer mir bekannten Craniosacraltherapeutin Kontakt aufzunehmen, denn wir glauben, dass Eric mithilfe dieser Körpertherapie noch mehr in seine innere Mitte und damit zu sich zurückfinden kann.

Ich habe mit Eric und seiner Mutter später noch einige weitere Sitzungen verbracht. So erfuhr ich, dass Eric nach dieser ersten Sitzung wieder nachts durchschlafen konnte« (Renggli, 2013, S. 23ff.).

Es handelt sich in diesem Fall um eine Kindertherapie, wodurch andere Bedingungen gegeben sind als in dem Fall von Renate Hochauf. Dennoch ist deutlich, dass das durch den Kompetenzrahmen des Therapeuten bestimmte therapeutische Setting eine ganz andere Charakteristik hat. Es steht das dichte emotionale Zusammensein einer Therapeuten-Eltern-Patientengruppe im Vordergrund, das in solidarischer Verbundenheit offen ist für die leiblich-szenische Vergegenwärtigung früher traumatischer Erfahrungen, die Platz haben in der emotionalen Offenheit und Sicherheit der kleinen Gruppe. Dadurch ist ein regenerierendes und integrierendes Wiedererleben möglich.

Albträume – Gegenübertragungen nutzen

Ursula Volz-Boers ist eine Psychoanalytikerin, die sich aus ihrer Arbeit mit früh traumatisierten Patientinnen und Patienten einen besonderen Zugang zu pränatalen und perinatalen Zusammenhängen erarbeitet hat. Dabei ist ihr die Wahrung des üblichen psychoanalytischen Rahmens wichtig. Die Zusammenfassung der folgenden Fallbeschreibung gibt eine gute Orientierung:

> »Am Beispiel von Frau D. werde ich illustrieren, wie perinatale traumatische Erfahrungen in der Anfangsphase der analytischen Behandlung zugänglich werden, und zwar über die Körperempfindungen der Analytikerin. In diesen Körperempfindungen bilden sich nicht repräsentierte, das heißt ungedachte Erfahrungen des Patienten ab. Die therapeutische Leistung kann so beschrieben werden: Der Analytiker verbindet die eigenen Körperempfindungen in der Gegenübertragung mit Gefühlen, Bildern, Gedanken und Worten zu einer sinnstiftenden Deutung. Durch diese empathisch-konstruktive Arbeit unterstützt er den Patienten darin, dessen Körpererfahrungen Schritt für Schritt mit Fühlen, Denken und Sprache zu verbinden, das heißt zu repräsentieren und zu mentalisieren. Damit kann der Patient seine Erfahrungen erinnern, ohne sie körperlich erleiden zu müssen« (Volz-Boers, 2008, S. 114).

Die Behandlung beginnt mit einem Telefonat:

> »Frau D. rief während meiner Telefonsprechzeit in großer Not an. Gestern Abend beim Einschlafen sei sie in einen unheimlichen Zustand geraten: Sie sah einen Teil ihrer Person in erwachsener Gestalt aus sich selbst hinaus in ihre Küche gehen, die Schublade aufziehen und ein großes Messer herausholen. ›Ich glaubte, mir an den Handgelenken herumschneiden zu müssen. Dann konnte ich die Halluzination nicht weiter ansehen, weil ich in eine Panikattacke kam.‹ Herzrasen, Luftnot, Schwindel, Todesangst und Empfindungen von Lähmung beanspruchten ihre Aufmerksamkeit. Unfähig, sich zu bewegen, konnte sie weder denken noch geordnet handeln. ›Aus Angst vor Wiederholung der Halluzination blieb ich die ganze Nacht wach im Bett sitzen. Ich tröstete mich im Laufe der Nacht damit, am Morgen den Arzt anzurufen.‹
>
> Ihr Arzt riet ihr dann, sich wegen Suizidalität in die Psychiatrie einweisen zu lassen. Das lehnte sie strikt ab. ›Medikamente und Krankenhaus können mir nicht helfen.‹ Ihr zuhörend, kamen zwei Fragen in mir auf: Was hätte sie ›gesehen‹, wenn sie ihre inneren Bilder nicht über Paniksymptome hätte abbrechen müssen? Was ist im Laufe ihrer Lebensgeschichte mit ihren Handgelenken passiert? Ich empfand Zuversicht, dass sie nicht suizidal war, und sagte ihr: ›Sie haben etwas Unheimliches erlebt. Ich verstehe Ihre Angst. Zugleich empfinde ich Sie als mutig, sich einer wichtigen inneren Erfahrung zu stellen. Wir können im Erstgespräch versuchen herauszufinden, was mit dem inneren Bild Ihres Ganges in die Küche in Bewegung gekommen ist.‹

> Ihre Reaktion auf mein Bedauern, dass bei mir ein Erstgespräch erst in einiger Zeit möglich sei, bestätigte meinen Eindruck ihrer noch ausreichenden Stabilität: ›Wenn ich weiß, dass ich bei Ihnen ankommen kann, halte ich die Wartezeit aus‹« (ebd., S. 115).

Wichtig ist noch diese Ergänzung der Autorin:

> »Erst als ich meine Protokolle für die Arbeit an diesem Text erneut las, habe ich bemerkt, dass Frau D. ihre Frühgeburt zwar im Erstgespräch erwähnt hatte, ich aber nicht nur keine Details erfragte, sondern die beiläufig gebliebene Erwähnung, als Frühgeburt zur Welt gekommen zu sein, ›vergessen‹ hatte – als wäre die Information (weil von jeglichem Gefühl abgespalten) nicht zu halten gewesen. […]
>
> Am nächsten Tag beginnt sie [die Patientin]: ›Ich könnte so losspulen. Ich möchte in möglichst kurzer Zeit möglichst viel mitteilen. Ich habe Angst, die Zeit reicht nicht. Die erste Stunde war unheimlich anstrengend. Ich war hinterher unruhig, fast in Panik, als verlöre ich innerlich den Halt, rutschte ab, verlöre die Kontrolle. Mir wurde übel. Ich hätte kotzen können. Dann hat mich etwas beruhigt: dass Sie zu meinem kleinen, zerbrechlichen Teil etwas Anerkennendes gesagt haben. So habe ich mich noch nie gesehen gefühlt. Und es hörte sich für mich echt an. Als mir so schlecht war, konnte ich mir selbst helfen mit Autogenem Training. Meine Angst bis zum Kotzen ist etwas, das schon lange in mir ist. Immer habe ich diesen Druck in mir. Ich will ihn nicht mehr. Ich möchte mich dem Positiven im Leben zuwenden und nicht im Schmerzhaften herumrühren. Ich krieg' es nicht sortiert. Wohin gehören die Angst und der Druck? Ich habe schon so viel und bitterlich darüber geweint aus Angst vor dem Alleinbleiben.‹
>
> Ihr zuhörend, entwickelt sich hinter meinem Brustbein ein Druck, der sich in Hals und Ohren fortsetzt und sich allmählich schmerzhaft steigert. Ich verbinde diesen Druck zunächst mit intensiver Angst und Trauer der Patientin über ihr Verlassenheitsgefühl im Alleinsein. Ihre Stimme, wenn sie von Abrutschen, Kotzen und Druck spricht, vermittelt Aufgeregtheit und Wut zugleich. Der Schmerz in meinem Hals verstärkt sich zu einem Krampfgefühl in meiner Speiseröhre. Ich kann zeitweilig nicht denken, weil es so wehtut. Ich versuche, bewusst ein- und auszuatmen bis in meinen Beckenboden, um funktionsfähig und in meiner eigenen Lebendigkeit zu bleiben. Der Schmerz macht mir Luftnot, Angst und auch Ärger. Angst, dem Leid und der Trauer in

den Erfahrungen der Patientin nicht gewachsen zu sein; Ärger, weil ich nicht einverstanden bin mit derartig intensivem Schmerz, der so früh in der Behandlung auftritt. Ich suche danach, woher so viel Schmerz, Traurigkeit und Erregung der Patientin herkommen. Nimmt sie mich mit in die Nähe ihrer Angst, die sie in ihrem halluzinatorischen Zustand erlebt hat? Ist dieser Angstanfall nicht nur ein Hinweis auf ihre Weiblichkeits- und Familienproblematik, sondern auch ein Hinweis auf etwas früh Erlebtes, das sich hier früh in unserer Beziehung abzubilden beginnt?

Ich lasse den Schmerz zu und überlasse mich meinen Einfällen. Habe ich gestern in der Stunde oder vorhin zu Stundenbeginn etwas übersehen oder falsch gemacht? Ich finde nichts unmittelbar Auffälliges. Dann fällt mir ein vergleichbarer Schmerz wie jetzt ein, als ich acht Jahre alt war. Ich hatte ein Himbeerbonbon verschluckt, und es blieb mir im Hals stecken. Ich war auch in der Küche und auch allein, litt Luftnot und Erstickungsangst durch diesen krampfartigen Schmerz in meiner Speiseröhre – bis ich den Kopf nach unten hängen ließ und das Bonbon hinauswürgte. Ich verwerte diesen Einfall dahin gehend, dass wir auch hier einen befreienden Ausweg finden werden.

Dann kommt mir die Vorstellung von Sondenernährung, die ich zunächst nicht einordnen kann. Es ist, als schimmerten schemenhaft Bilder aus anderen Erfahrungen im Dort und Damals durch die Ereignisse im Hier und Jetzt. Ich bewahre mein inneres Bild von Sondenernährung und warte auf weitere Erfahrungen in der analytischen Beziehung.

Dann sagt Frau D.: ›Als ich acht Jahre alt war, hielten meine Schwestern mich an den Handgelenken fest. Ich rastete aus, trat um mich, wütete und schrie, weil ich es nicht ertragen konnte, wenn mich jemand an den Handgelenken festhielt. Ich war in Panik, verrückt vor Angst und Wut. Diese Wahnsinnswut wie beim Festgehaltenwerden an den Handgelenken kenne ich sonst nur noch, wenn meine Mutter durch ihren kalten Gesichtsausdruck oder kleine Handzeichen vermittelte: ›Halt du mal deine Klappe – du bist jetzt nicht dran und schon gar nicht als Erste!‹ Es ist, als ließe ich diese Wahnsinnswut an mir aus. Ich möchte an dem kleinen Kind in mir rumzerren und es entwerten: ›Du kriegst ja doch nichts geregelt. So als wollte ich mich selbst prügeln.‹ Dann fragt sie mich direkt: ›Können Sie sich so viel Druck, Schmerz und Wut vorstellen?‹

Inzwischen hat mein Krampf in der Speiseröhre nachgelassen. Ich kann wieder fühlen und denken. Ich sage: ›Sie möchten wissen, ob ich

> Ihren Schmerz, Ihre Wahnsinnswut und Ihre Tränen mitfühle und ob ich bei Ihnen bleibe, wenn Sie fürchten, hier die Kontrolle zu verlieren.‹ Sie antwortet: ›So sprechen zu können und dabei verstanden zu werden tut mir gut.‹« (ebd., S. 120ff.).

Durch die Fähigkeit der Therapeutin zu einem empathischen Miterleben auch in traumatische, vorsprachliche Erfahrungen hinein eröffnet sich ein heilsamer Raum nachholenden Erlebens und ermöglicht eine nachträgliche Integration der überfordernden Erfahrung.

Fokussierung auf die Körperempfindungen – Regressionstechniken

Es folgen jetzt noch einige Fallbeispiele des Baseler Psychoanalytikers, Körperpsychotherapeuten und Pränataltherapeuten Peter Schindler zu Geburten mit medizinischen Eingriffen, die auch deshalb anschaulich sind, weil man durch den medizinischen Eingriff den Geburtsmodus genau kennt und hieran deutlich wird, wie die Erfahrung in der therapeutischen Situation die Ursprungssituation wiedergeben kann (Schindler, 2013, S. 149ff.). Schindler verwendet dabei eine von Janov eingeführte und von Emerson weiterentwickelte Entspannungstechnik, deren Kern er mit wenigen Worten so beschreibt: »In der Therapie führe ich ihn [den Patienten] in eine Tiefenentspannung, lasse ihn seinen inneren Schmerz deutlich wahrnehmen und dann zurück zur Wurzel dieses Schmerzes gehen.«

Das erste Beispiel betrifft eine Zangengeburt:

> »Frau Z., eine im Spital tätige Ärztin Mitte vierzig, wurde mir durch einen Kollegen zur Psychotherapie zugewiesen. Sie litt an einer agitierten Depression mit unerklärlicher innerer Unruhe, verschiedenen Ängsten, so zum Beispiel der Angst, an Krebs oder einer schweren Krankheit zu erkranken. Sie litt immer wieder unter migräneartigen und neuralgischen Schmerzen im Schläfenbereich. Sie nahm auch seit einiger Zeit antidepressive Medikamente.
>
> In der Therapie ließ ich sie mit der oben beschriebenen Entspannungstechnik zurückgehen zum Ursprung der Schmerzen und des

Drucks im Kopf. Sie erlebte sich zum eigenen Erstaunen sehr deutlich in der Geburtssituation. Mit zunehmender Panik nahm sie das Anlegen der kalten eisernen Geburtszange um ihre Schläfen wahr, den unerträglichen Druck und Schmerz, die Angst, ihre Schädelknochen würden zertrümmert, ihren verzweifelten Kampf gegen das Herausgezerrt-Werden und ihre hilflose Ohnmacht gegenüber der übermäßigen Gewalt.

All ihre Depressions-Symptome, Ängste und Schmerzen waren aktiviert und deutlich erlebbar in der Geburtsregression. Frau Z. konnte danach in mehreren Sitzungen in sogenannten Repatterning-Regressionen lernen, wie sie die Traumamuster in ihrem Körper und in ihrer Psyche loslassen und umwandeln konnte. Die Depressionen und die Ängste verschwanden zusehends, sie konnte die Medikamente absetzen und scheint bis heute frei von ihren Krankheitssymptomen geblieben zu sein« (ebd.).

Ein Beispiel zu einer Steißgeburt:

»Frau A., eine Wissenschaftlerin Mitte dreißig, kam zu mir in Psychotherapie wegen verschiedener Probleme. Sie fühlte sich im Leben tief verunsichert, hatte eben die zweite gescheiterte Beziehung zu einem Partner erlebt, hatte keine befriedigende Arbeitsstelle, ihr Vater war schwer an Krebs erkrankt. Sie hatte nach einem langen ersten Studium dreimal die Abschlussexamina nicht geschafft und musste ein neues Studium von vorne beginnen. Sie verfügte bei weitem über genügend Intelligenz und Wissen für die Examina, geriet aber während der Prüfungen in eine totale Panik und Blockade, die sie sich nicht erklären konnte. Sie sagte immer wieder: ›Alles läuft verkehrt herum in meinem Leben.‹

Sie interessierte sich während der Therapie zusehends für ihre Geburt und erfuhr von ihrer Mutter, dass sie eine schwere Steißgeburt gewesen sei. Man habe noch länger versucht, sie unter der Geburt zu wenden, musste sie dann aber manuell herausholen. In verschiedenen Geburtsregressionen in Gruppen und in Einzelsitzungen bei mir erlebte Frau A. langsam immer deutlicher, wie bedrohlich die Geburt für sie gewesen war. Wenn sie sich in Embryostellung hinlegte und innerlich in die Geburtszeit zurückversetzte, geriet sie schon in Panik, wenn sie jemand nur berührte. Vor allem männliche Berührungen waren unerträglich für sie. Es wurde wahrscheinlich unter der Geburt von ärztlichen Männerhänden unter dramatischen Umständen versucht, sie zu drehen, was in ihr eine riesige Panik, ja Todesangst auslöste. Sie geriet in solchen Sitzungen sehr schnell in Schock und spürte ihren Körper, vor allem ihre Beine, nicht mehr. Sie konnte nicht vorwärtskommen, wollte zurück, geriet in eine tiefe Verzweiflung und konnte keinen Ausweg finden.

Langsam wurde ihr klar, dass das Geburtserleben all ihre tiefen Lebensmuster erklärte, welche sie immer wieder so hoffnungslos machten. Zum Beispiel die Angst, manipuliert und dann verlassen zu werden, vor allem von Männern. In ihren zwei Beziehungen wurden ihr von ihren Partnern wiederholt Versprechungen gemacht, welche nicht eingehalten wurden, und sie fühlte sich immer wieder irgendwohin gezerrt oder gedrängt und dann alleingelassen. Dies entsprach exakt ihrer Geburtserfahrung. Die Unmöglichkeit, trotz all ihrer guten Vorbereitung durch die Abschlussprüfungen ihres Studiums zu kommen, wurde plötzlich ebenfalls klar und deutlich verständlich. Die ganze Geburtspanik war da wieder aktiviert worden, der Weg vorwärts durch die Prüfung war blockiert. Auch das Gefühl, alles laufe verkehrt herum, sie finde keinen Weg vorwärts im Leben, schien deutlich von der Geburt herzukommen.

Auch diese Patientin lernte und lernt noch zusehends in der Therapie, die traumatischen Geburtsmuster zu verstehen und zu verändern. Da diese Muster vollkommen unbewusst in unserem Neurosystem gespeichert sind, müssen sie als Erstes in all ihren somatischen und psychischen Konsequenzen bewusst gemacht werden, um dann langsam aufgelöst und umgewandelt werden zu können. Es war der ursprüngliche Weg, zu überleben in einer lebensbedrohlichen Situation, der sich tief ins neurophysiologische System eingebrannt hat, der aber im späteren Leben nicht mehr dienlich, sondern hinderlich wird. So wird auch Frau A. hoffentlich immer besser verstehen, dass es einen Weg vorwärts gibt für sie im Leben und dass sie diesen Weg, wie auch eine gute Partnerbeziehung zu einem Mann, ohne Angst und Stress selbst wählen, mitbestimmen und gestalten kann.«

Zu einer Frühgeburt dieses Beispiel:

»Dass vorzeitige Geburten und vor allem die nachfolgende Trennung von der Mutter infolge der Brutkastenbehandlung sich tief traumatisierend auf die Entwicklung und vor allem auf das Bindungsverhalten von Babys auswirken können, wurde und wird in vielfältigen Untersuchungen eindrücklich beschrieben (vgl. Marcovich & de Jong, 2008).

Eine zwanzigjährige Studentin, Frau B., kam zu mir in Therapie nach einer schweren Krise. Sie war eine hochbegabte und äußerst erfolgreiche junge Frau, die sowohl musikalisch als auch sportlich und intellektuell außerordentliche Fähigkeiten hatte und rundum beliebt war, bis sie – ausgelöst durch eine Ehekrise der Eltern mit nachfolgender Trennung des Vaters von der Familie – einen schweren depressiven Erschöpfungszustand mit chronischen Schmerzen in den Beinen entwickelte, der zu einem längeren Aufenthalt in einer psychosomatischen Klinik führte.

In der Therapie wurde ihr zunehmend deutlich, dass sie ihr Leben lang vorwärtsgehetzt war, immer das Maximum aus sich herausholen wollte, andauernd unter einem beträchtlichen inneren Druck und Stress stand, bis ihr System zusammenbrach und sie im wahrsten Sinne des Wortes durch ihren Erschöpfungszustand und ihre Beinschmerzen gelähmt wurde und keinen Schritt mehr vorwärtsgehen konnte. In nächtlichen unerklärlichen Panikanfällen tauchte eine tiefe Angst vor Verlassenheit auf. Das Leben schien plötzlich eine riesige, unmöglich zu meisternde Aufgabe zu sein. Eine tiefe Verzweiflung äußerte sich in tagelangem Weinen, manchmal auch in ohnmächtiger Wut.

Zunehmend wurde ihr klar, dass sie die Schmerzen und die Verzweiflung, die unendliche Einsamkeit und Überforderung aus ihrer ersten Lebenszeit wiedererlebte. Sie war nämlich fast zwei Monate zu früh auf die Welt gekommen und lag vier Wochen in einem Brutkasten, wo sie sich, wie sie jetzt erkannte, genauso lebensunfähig und elend gefühlt haben musste wie jetzt. Ihr Leben war dann in der Folge eine einzige Flucht nach vorne, um ja nie mehr in den furchtbaren und ohnmächtig hilflosen Zustand des Brutkastenbabys zu verfallen. Ihr innerer Motor drehte immer viel zu hoch, was irgendwann einmal zu einem Zusammenbruch führen musste. Es war dann kein Zufall, dass der Kollaps durch ein neuerliches Verlassenheitserlebnis, die Trennung des Vaters, ausgelöst wurde.

Die Rekonstruktion der ersten Lebenszeit durch lange Gespräche der Klientin mit der Mutter, das Ansehen von Fotos und therapeutische Rückführungen in diese Zeit waren dabei sehr hilfreich. Die vorher medizinisch unerklärliche komplexe Symptomatik wurde plötzlich verständlich und so langsam verdaubar. Wenn die Psyche erkennt, dass ein aktuelles schmerzliches Erleben ein Wiedererwachen eines längst vergangenen traumatischen Zustandes mit allen dazugehörigen seelischen und körperlichen Schmerzen ist, verschafft schon diese Einsicht oft eine ungemeine Erleichterung, ein Wissen: ›Ja, so entsetzlich war das Erleben damals, aber es ist jetzt vorbei.‹

Natürlich ist darüber hinaus meist eine längere therapeutische Arbeit nötig, welche den Patientinnen hilft, die psychosomatischen dysfunktionalen Überlebensmuster aus dieser frühen Zeit zu verändern. Frau B. musste viele tiefe Emotionen, vor allem Wut und Trauer, in sich hochkommen lassen und langsam lernen, wie sie ihren überdrehenden inneren Stressmotor herunterfahren und neu auf eine tiefere Drehzahl einstellen kann, wie sie mit Gelassenheit in der Gegenwart leben kann, anstatt, auf der Flucht vor ihrer schrecklichen Brutkasten-Vergangenheit und einem imaginären Erfüllungszustand in der Zukunft hinterherrennend, durchs Leben zu hetzen.«

Und schließlich noch eine Fallgeschichte zu einer Kaiserschnittgeburt:

»Auch zu den psychischen und körperlichen Auswirkungen von Kaiserschnittgeburten gibt es in der prä- und perinatalen Psychologie viele gut dokumentierte Forschungen (vgl. Emerson, 2000; Odent, 2005; English, 1985). Nachfolgend berichte ich über ein Beispiel aus meiner Praxis.

Frau C., eine Sozialpädagogin Mitte dreißig, kinderlos in einer Partnerbeziehung lebend, hat schon längere psychotherapeutische Erfahrungen vor allem mit analytischer Körperpsychotherapie hinter sich, konnte aber eine tief liegende Kernproblematik nie ganz lösen. Sie leidet unter vielfältigen psychosomatischen Schmerzsymptomen, allergischem Asthma, verschiedenen Nahrungsmittelunverträglichkeiten, chronischen Verdauungsbeschwerden, Gliederschmerzen in Armen und Beinen oft schon nach dem Erwachen morgens, Nacken- und Rückenschmerzen, Bluthochdruck, Schlafstörungen und Erschöpfungszuständen. Sie bezeichnet sich als hypersensitive Persönlichkeit mit einer Überempfindlichkeit auf alle möglichen Außenreize wie zum Beispiel Geräusche oder andere Menschen. Sie leidet zudem an immer wieder auftauchenden Beziehungsproblemen mit ihrem Lebenspartner, die sich darin äußern, dass sie sich hart und herzlos wie von einer Betonwand abgewiesen fühlt.

Während der Therapie wird ihr klar, dass sie ihre Geburt mehr explorieren möchte, da ein Großteil ihrer Symptome damit zusammenhängen könnte. Sie war ein Notfallkaiserschnitt nach Geburtsstillstand. Ihre Mutter hatte eine tief liegende Angst vor der Geburt, da bei ihrer eigenen Geburt ihre Mutter gestorben war. Geburt war also eine potenziell tödliche Bedrohung und die Mutter war während der Geburt der Patientin wahrscheinlich in einem Schockzustand und deshalb blockiert gewesen.

In zahlreichen Geburtsregressionen in Einzelsitzungen und in Gruppen bei mir erfuhr die Patientin langsam die ganze Dynamik ihrer Geburt. Sie war lange Zeit unter stärksten Wehen mit dem Kopf gegen den mütterlichen Beckenknochen gepresst worden, ihr Körper lag verdreht und mit der Nabelschnur verheddert quer im Geburtskanal und konnte unmöglich vorwärtskommen. Ihre Nacken- und Rückenprobleme, ihre Gliederschmerzen schienen von dieser Geburtsposition herzukommen und sie wurde sich bewusst, dass sie nachts im Schlaf immer wieder unbewusst diese Position einnahm und so ihre Schmerzen reaktivierte. Darum erwachte sie oft wie gerädert und mit Schmerzen.

Das plötzliche Herausgehoben-Werden aus der Gebärmutter versetzte sie zudem in einen tiefen Schockzustand, der mit einer Kontraktion ihres ganzen Körpers, einer Art Schutzreflex, einherging. Sie kam in totaler Panik und einem völligen Verlassenheitsgefühl zur Welt, da ihre Mutter die Beziehung zu ihr vollständig verloren hatte. Die Beziehung zu ihrer Mutter blieb später geprägt durch diese große Distanz, das Grundgefühl, ihre Mutter unterstütze und verstehe sie nicht im Leben.

Diese tief liegenden Bindungsstörungen werden bei Kaiserschnittgeburten immer wieder beschrieben (vgl. Odent, 2005). Eine Geburt sollte normalerweise ein Zusammenspiel zwischen Mutter und Kind sein und ermöglicht dann auch eine tiefe Bindung zwischen beiden, welche durch die massive Ausschüttung von mütterlichem Oxytocin gefördert wird, einem Hormon, das gleichzeitig die Wehen stimuliert, aber auch als eigentliches Bindungs- und Liebeshormon angesehen wird.

Es wurde Frau C. nun auch klar, wie sehr ihre Beziehungsprobleme mit ihrem Partner mit ihrer Kaiserschnittgeburt zusammenhingen. Sie sehnte sich so sehr nach der tiefen liebevollen Bindung mit ihrem Partner und erlebte in Krisensituationen seinen Rückzug als genauso dramatisch und lebensbedrohlich wie die Geburtssituation mit ihrer Mutter. Sie stieß wieder und wieder auf diese ›Betonwand‹, die sie schon bei der Geburt erlebt hatte, und ihr Partner war unerreichbar wie die Mutter, und sie konnte sich nur noch vorstellen, sich durch eine Trennung aus der unerträglichen Kälte und Verlassenheit zu retten.

> Die innere Übererregung des ganzen Organismus wird bei Kaiserschnittgeburten immer wieder beschrieben. Das plötzliche Herausreißen des Babys aus einem inneren Milieu von Dunkelheit, Reizschutz, 37 Grad Wärme in eine laute, helle, 15 Grad kältere Welt anstelle des normalerweise stundenlangen Durcharbeitens durch den Geburtskanal versetzt den Organismus in einen totalen Alarmzustand und gleichzeitig in eine Schockstarre. Die Klienten schildern das als eine Art innerliches Brennen bei äußerem Lähmungszustand, eine äußerst unangenehme Erfahrung. Dieses extreme Hochfahren des gesamten Stress- und Immunsystems wird für die bleibende Hypersensibilität, die Allergien und das Asthma sowie den Bluthochdruck verantwortlich gemacht, alles Symptome, unter denen Frau C. ein Leben lang litt.
>
> Psychologisch bewirkt das Fehlen der Erfahrung des Selbst-durcharbeiten-Könnens bei der Geburt oft, dass die Menschen bei Prüfungen oder starken Lebensanforderungen versagen, dass sie auf Hilfe von außen angewiesen sind. Sie haben die Grunderfahrung und das daraus folgende Selbstvertrauen nicht in sich, es trotz aller Schwierigkeiten selbst schaffen zu können, durchkommen zu können.
>
> Frau C. konnte durch die kontinuierliche Rekonstruktion ihrer Geburtserfahrungen ihre komplexe Symptomatik erst langsam verstehen und Schritt für Schritt in ihrem Körper und ihrer Psyche umwandeln lernen. Es wäre ohne das Verständnis der ganzen Dynamik der Kaiserschnittgeburt wahrscheinlich nicht möglich gewesen, das komplexe psychosomatische Störungsbild der Patientin zu verstehen und effizient zu behandeln« (Schindler, 2013, S. 159ff.).

Neurobiologisch könnte man interpretieren, dass die frühen Erfahrungen im Stammhirn und Mittelhirn gespeichert sind und es deshalb darauf ankommt, das aktuelle Erleben mit diesen Bereichen in Kontakt kommen zu lassen. Das geschieht eben durch die Fokussierung auf die Körperempfindungen.

Verlorene Bindung – empfindungsgeleitete Regression

Bei einer empfindungsgeleiteten Regression kann es zu einer eigenartigen Hellsichtigkeit kommen, die der Psychoanalytiker und Regressionstherapeut Wolfgang Hollweg als »endogene Wahrnehmung« bezeichnet hat. Relativ komplexe Wahrnehmungen der frühen Erlebnisrealität können in der Regression wieder auftauchen, wie das folgende Fallbeispiel von Marita Klippel-Heidekrüger (2013) vom Wiedererleben einer schwierigen Geburt zeigen soll.

Auch hier wird von der von Janov entwickelten Methode der Fokussierung auf die körperlichen Empfindungen ausgegangen. Der Patient liegt, lässt sich von seinen Empfindungen leiten und lässt dabei alles zu, was auftaucht. Nach gut einer Stunde folgt dann eine Besprechung des Erlebten.

In dem Beispiel von Marita Klippel-Heidekrüger, die an die Arbeit von Wolfgang Hollweg anschließt, geht es um einen Patienten mit depressiver und psychosomatischer Symptomatik. Es handelt sich um eine Zwillingsschwangerschaft. Die Schwangerschaft war ungewollt und mit entsprechenden Belastungen und Mangelsituationen für die Kinder verbunden. Ich beschränke mich auf die Wiedergabe des Geburtserlebens, um einen Eindruck von den Möglichkeiten dieser Methode zu geben. Dabei ist auf eine Besonderheit der von Hollweg entwickelten Regressionsmethode hinzuweisen. Die Patientinnen oder Patienten können bei ihrer Regression ins Körpererleben in Zustände einer Art imaginativer, fast hellsichtiger Wahrnehmungserweiterung kommen, wie man sie vielleicht sonst nur in Momenten intuitiver Klarheit erlebt. Dann kann frühes Erleben mit scheinbarer Leichtigkeit auf der Ebene erwachsener Sprache ausgedrückt werden.

> »Es ist für den Patienten selbstverständlich, dass sein Bruder als Erster in den Geburtskanal eintritt. Er selbst, das zweite Kind, wird nicht erwartet. Er will ›raus‹ und damit werden seine körperlichen Spannungen schlimmer – die Starre, die Zweifel, der Tinnitus. Als die Mutter erfährt, dass da noch ein zweites Kind nachrückt, reagiert sie mit einem Schock. Die Geburtswehen hören auf. Der Patient wird von Schrecken gepackt, fühlt sich vergessen und alleingelassen. ›Mutti, Du hast mir einen Schock verpasst. Den habe ich mitgenommen in mein ganzes Leben.‹
>
> Er verharrt lange Zeit mit seinem Trotz (›Dann komme ich eben allein zurecht, mich braucht niemand zu erwarten‹).
>
> Doch auch er selbst blockiert den Geburtsverlauf weiter durch die Angst vor dem Ungewissen, was ihn da ›draußen‹ erwartet. Gleichzeitig

> hofft er – noch im Geburtskanal verharrend –, hier die ersehnte Antwort zu erfahren [...], dass er erwartet, geliebt und angenommen ist.
>
> Der Geburtsprozess geht nicht voran. Er kämpft darum, angenommen zu werden. ›Mutti, bitte hab mich lieb, ich will auch ganz lieb sein!‹ Dann: ›Meinen Schmerz zeige ich Dir nicht, das würde ja heißen: Mutti, ich verstehe Dich nicht.‹ Ein anderes Mal: ›Ich will erwartet werden, ich will sehen, dass sie eine Heilige ist. Ich will lieber am Heiligenbild der Mutter festhalten, als dass jede liebevolle Beziehung zu einer anderen Frau das Heiligenbild meiner Mutter gefährden könnte.‹ An einer anderen Stelle, als es um einen Zustand völligen Ausgeliefertseins geht, sodass er keinen Ausweg aus der hoffnungslosen Situation sieht, äußert er: ›Ich hasse meine Mutter, doch mir ist so, als hätte ich mir geschworen, ich sage ihr niemals, dass ich mich von ihr abgelehnt fühle. Es ist ein Geheimnis, das ich mein ganzes Leben lang versteckte, vor mir selbst und vor meiner Mutter.‹ [...]
>
> Ängste tauchen immer wieder auf: ›Ich schäme mich, ich höre von außen – oh, da kommt ja noch einer! Wie kann das sein, dass der erste Blick auf die Welt mit Scham beginnt, ein Schämen für all die Gefühle meines Selbst. Was soll aus mir werden?« [...]
>
> Zum Ende der Geburtsphase in der Regression äußert der Patient den Wunsch zu sterben. ›Dann muss ich nicht mehr alles richtig machen.‹
>
> Mit diesem Wunsch verlässt der Patient langsam den Geburtskanal. ›Ich hätte so gerne gewollt, dass sie mich in ihren Arm nimmt.‹
>
> Die Mutter hatte nach seiner Entbindung eine Rippenfellentzündung und anschließend Typhus. Gestillt wurde er von einer Amme. Vom Vater fühlte er sich zweifelnd angenommen. Ein bisschen Bindung zum Vater reicht ihm für den Start ins Leben« (Klippel-Heidekrüger, 2013, S. 129ff.).

Dieser Bericht vermittelt einen Eindruck von den introspektiven Möglichkeiten der empfindungsgeleiteten Regression, durch die eine Einsicht in die verwirrenden frühen Erfahrungen, die späteres Erleben verformt und verzerrt haben, ermöglicht wird. Es ist ein Zusammenspiel von erwachsenen Beobachtungs- und Reflexionsmöglichkeiten und der Präsenz früher vorsprachlicher Erfahrung. Die Beobachtungen zur »endogenen Wahrnehmung« könnten auch zum Verständnis der oft tiefen Möglichkeiten intuitiver Einsichten beitragen, die in therapeutischen Situationen sowohl vonseiten des Patienten als auch des Therapeuten möglich sind und manchmal in ihrem Wahrheitsgehalt als »zu unwahrscheinlich« verkannt werden, wie dies schon bei den tiefen intuitiven Einsichten von Otto Rank der Fall war.

Zur Integration der unterschiedlichen Ansätze

Die bedeutsame Einsicht aus den Beobachtungen in den verschiedenen therapeutischen Settings und ebenso der kulturpsychologischen Reflexion ist, dass die vorsprachlichen Erlebensebenen in einer viel dichteren Weise im alltäglichen Erleben mitlaufen als üblicherweise, also weniger tief verdrängt sind, als es üblicherweise angenommen wird. Diese Einschränkung der Wahrnehmung ist der Grund dafür, dass die vitale Präsenz dieser tieferen Schicht oft nicht ausreichend gewertet wird. Das gilt etwa für den Begriff »auslösende Situation«, der in der Neurosenpsychologie die Bezeichnung dafür ist, dass eine Abwehr in einer Belastungssituation dekompensiert. Dabei wird nicht gesehen, dass durch die Belastungssituation, wie bei allen Veränderungen, geburtliche Elemente und damit eventuell auch traumatische Elemente aktiviert sein können.

Der Hintergrund dazu ist folgender: Der Begriff »Abwehr« bezieht sich auf ein bestimmtes Lebensarrangement, das für den Klienten »seine« Heimat ist. Wenn dieses durch eine Belastung infrage gestellt wird und nicht mehr trägt, muss er quasi seine Heimat verlassen und sich neu im Leben arrangieren, sich eine neue Heimat schaffen. Aus diesem Zusammenhang ist verständlich, dass durch die überfordernde Belastung Geburtselemente aktiviert werden, weil die Heimat der gewohnten Lebensverhältnisse verloren ging, die wir uns als Menschen immer wieder neu erschaffen müssen, am Anfang mithilfe der Eltern, später im Leben aus dem Potenzial unseres eigenen Ich-Ideals oder, wenn das nicht gelingt, eventuell mithilfe eines Therapeuten, der uns das kreative Wandlungspotenzial eines primären Übergangsraums bietet.

Hier ist der von dem Marburger Psychosomatiker Wolfram Schüffel entwickelte Ansatz einer »Präsenztherapie« wegweisend, wie er ihn über Jahre, unter anderem im Rahmen der »Wartburggespräche« (Schüffel, 2012), entwickelt hat, bei der die vorsprachliche Ebene im Spüren des Leiblichen in einer tiefen Weise in der therapeutischen Beziehung unmittelbar ist (Schüffel, 2013).

Ein weiteres Beispiel für einen neuen Zugang zur perinatalen Ebene ist die von dem französischen Coach Luc Nicon entwickelte Methode der »technique d'identification des peurs inconscientes« (»Tipi«; Technik der Identifikation unbewusster Ängste), die erstaunliche Möglichkeiten der Lösung einer Fixierung an prä- und perinatale Ängste und Stresszustände ermöglicht, die sich jedoch noch in einem Stadium der Erprobung befindet (Nicon, 2011; Wilke, 2013).

Ein anderes Beispiel noch für die Aktivierung perinataler Elemente im üblichen therapeutischen Setting ist die ängstliche Reaktion von Klienten auf eine Abwesenheit des Therapeuten, wie etwa auf eine Urlaubsunterbrechung. Dies wird üblicherweise als Aktivierung einer Verlustangst verstanden, aber ohne den möglichen Geburtsbezug zu sehen, der damit zusammenhängt, dass in der therapeutischen Beziehung im tiefsten Grunde ein Ersatz für die zu früh verlorene Mutterleibswelt gesucht wird. An einer solchen Stelle bestünde die Möglichkeit, ein Gespür für diese tiefen Zusammenhänge zu eröffnen.

Die therapeutische Bedeutung einer Durcharbeitung traumatischer Aspekte der Geburt besteht darüber hinaus darin, dass dadurch die transformative Kraft der Geburtserfahrung für die therapeutische Veränderung freigesetzt werden kann. In diesem Sinne kann in *jeder* Stunde eine Wandlung geschehen und nicht nur, wie Rank das anfangs gesehen hatte, in der transformativen Situation des Behandlungsendes.

Der entscheidende Gesichtspunkt ist also, dass durch die Bearbeitung der perinatalen Fixierung die transformative Kraft der Geburt freigesetzt wird, die jede kreative Individuation trägt. Hier liegt das konstruktive Potenzial einer Integration des Wissens der Pränatalen und Perinatalen Psychologie in das übliche psychoanalytische und tiefenpsychologische Wissen in Theorie und therapeutischer Praxis.

Letztlich halte ich die pränatale und perinatale Ebene für genuin psychoanalytisch, wie Rank das gezeigt hat. Es ginge um die vollständige maternale Dimension des Unbewussten mit Einbezug der vorgeburtlichen Zeit und der Geburt. Mit dieser

Erweiterung war er aber seiner Zeit zu weit voraus. Ein Aspekt dabei ist, dass sich auf seinen Ansatz einzulassen den Mut erfordert hätte, das riesige Ausmaß primären Unglücks sowie primärer Vernichtungsgefühle und Schrecken in der vorgeburtlichen Zeit anzuerkennen, was in früherer Zeit kollektiv in die Höllenvorstellungen projiziert war und in den Vernichtungen in Krieg und unmittelbarem Morden ausgelebt wurde (deMause, 2005; Wasdell, 1993). Diese Zusammenhänge sind ja auch bis heute noch nicht in den Wahrnehmungs- und Reflexionshorizont des gesellschaftlichen Bewusstseins gelangt. Weil sie aber so bedeutsam sind, möchte ich vorschlagen, die Kategorie des »vorgeburtlichen und geburtlichen Unbewussten« einzuführen.

Nach dem Tod von Sigmund Freud wurde das Thema der psychologischen Bedeutung der Mutter in der psychoanalytischen Gruppe unabweisbar. In kompromisshafter Weise beschränkte man sich jedoch auf die Erforschung der nachgeburtlichen Mutterrealität, wie sie Melanie Klein, Donald W. Winnicott, Wilfred R. Bion und andere geleistet haben.

Dass die Integration der prä- und perinatalen Erlebnisdimension in die etablierte Psychotherapie bisher nicht erfolgt ist, hat neben den genannten traumatischen Aspekten und traditionsgeschichtlichen Gründen einen systematischen Hintergrund darin, dass die vorgeburtlichen und geburtlichen Erfahrungen überwiegend stammhirnprogrammiert, während die nachgeburtlichen Erfahrungen überwiegend mittelhirnprogrammiert sind. Darum erscheinen diese frühen Erfahrungen im späteren Erleben gewissermaßen wie maskiert. Man könnte es auch so ausdrücken: Das vorgeburtliche Erleben erfolgt in einem elementar senso-motorisch-imaginativen Modus, der dann nach der Geburt um den Bezug zur realen Welt erweitert wird, in dem der vorgeburtliche Modus jedoch noch unmittelbar präsent ist, wie die Beobachtungen der Babytherapeuten gezeigt haben (Emerson, 2012; Renggli, 2004, 2011; Terry, 2014).

Die Babys teilen in ihren Bewegungen und ihrem Verhalten insgesamt vorgeburtliche und geburtliche Erfahrungen unmittelbar mit. So kann etwa ein Kind, das bei der Geburt stecken geblieben ist, sich immer wieder mit der Faust vor die Stirn schlagen, und zwar genau an die Stelle, an der es sich im Geburtskanal blockiert hatte. Oder ein Kind mit einer Nabelschnurumschlingung hat eine extreme Empfindlichkeit in Bezug auf Berührungen am Hals.

Mit dem Verfügbarsein der Sprache lebt das Kind dann auf der Ebene eines symbolischen Modus, in dem sich die frühen Erfahrungen in einer indirekteren Weise ausdrücken und in dem der frühe Zusammenhang nicht mehr identifiziert werden kann. So kann sich etwa ein Steckenbleiben bei der Geburt später in dem Gefühl, bei etwas »nicht durchzukommen«, ausdrücken oder auch zu Lebensarrangements führen, in denen man immer wieder stecken bleibt. Es ist die Folge unserer heutigen erweiterten Wahrnehmung und Fähigkeit zur Reflexion, dass wir in der Lage sind, hier den geburtlichen und vorgeburtlichen Zusammenhang zu erfassen, wodurch er dann auch durch weiteres Nachfragen und Erkunden konkretisiert werden kann.

Eine Klärung dieser Zusammenhänge ist deshalb so wichtig, weil dann die therapeutischen Möglichkeiten und Ansätze klarer bestimmt werden können. Bis vor wenigen Jahren hatten wir noch die Situation, dass die Mehrheit der Psychoanalytiker und Psychotherapeuten keine Geburtsbezüge in ihren Therapien wahrgenommen haben, wobei es seit den Zeiten Ranks aber immer eine mehr oder weniger große Minderheit gegeben hat, die diese Bezüge sehr wohl gesehen haben (vgl. Janus, 2000, 2004; Reiter, 2005).

Intuitiv hatte man von Beginn der Beschäftigung mit der Erlebnisbedeutung der Geburt an auf das Erkenntnispotenzial auf der Ebene der kulturellen Gestaltungen gesetzt. Das begann mit der Anregung Freuds, die Gestaltung der Geburt der Helden im Mythos zu untersuchen, um die Bedeutung der Geburtsträume, wie man sie in den Therapien beobachtete, besser zu verstehen. Dieser Linie folgend, konnte ich in einer eigenen Untersuchung zeigen, wie die Besonderheiten der Geburt der Helden im Märchen und im Mythos mit den Besonderheiten ihres Lebens in einer tiefen Wechselwirkung stehen (Janus, 1988). So trainierte Herkules in einem sechstägigen Geburtskampf seine Kräfte für sein späteres Kämpferleben.

In seiner Interpretation der Lohengrinsage stellte Otto Rank (1911) dann die Bedeutung der Frage nach der Geburt ganz in den Vordergrund für das Verständnis der Dynamik der Liebesbeziehung der Heldin und des Helden in der Sage. Und in dem alle Gesichtspunkte zusammenfassenden Werk zum *Trauma der Geburt* geht Rank ganz systematisch der kollektivpsychologischen Verarbeitung in den wichtigen kulturellen Gestaltungen nach, etwa in Märchen, im Mythos, in der Religion. Nur wenn man diese kulturellen Verarbeitungen wirklich verstanden hat, dann kann man auch die Dynamik der Geburtserfahrung auf der individuellen Ebene wirklich verstehen.

Das war gerade die Stärke im Ansatz von Rank, dass er aufgrund seiner hohen kulturpsychologischen Kompetenz und seiner kindertherapeutischen Erfahrung die tiefe Wechselwirkung zwischen individueller Erfahrung und den kollektivpsychologischen Ausdrucksformen zwei Erfahrungsebenen im Blick hatte, die sich wechselseitig erläuterten. Diese gleichzeitige Berücksichtigung war in den Anfangszeiten der Psychoanalyse ein ganz selbstverständliches Paradigma, das im Laufe der Geschichte der Psychoanalyse immer mehr an Bedeutung verlor. Ein Grund hierfür war sicher die einseitige Fokussierung Freuds auf die paternale Dimension in den kulturellen Gestaltungen, wie er sie unter anderem in *Totem und Tabu* (1912) entfaltet hatte.

Damit war aber die maternale Ebene der kulturellen Gestaltungen, die in der frühen vorsprachlichen Erfahrung mit der Mutter vor, während und nach der Geburt wurzelt, nicht erfasst und wurde stattdessen in der analytischen Psychotherapie Carl G. Jungs verhandelt (Jung, 1985). So wird etwa bei der Freud'schen Interpretation des Ödipus-Mythos die Vorgeschichte der vorgeburtlichen und nachgeburtlichen Ungewolltheit und perinatalen Traumatisierung schlicht übergangen, ebenso die katastrophische Ungewolltheit des Narziss als Kind aus einer traumatisierenden Vergewaltigung.

Diese mit der frühen Mutter verbundenen Erlebensschichten wurden nun von Rank erfasst und stellten die maternale Ergänzung der an der paternalen Dimension orientierten Psychoanalytischen Kulturpsychologie Freud'scher Prägung dar. Den ersten Schritt hatte Jung mit seinem Konzept des »kollektiven Unbewussten« getan, ohne aber die pränatalen und perinatalen Wurzeln der Inhalte des »kollektiven Unbewussten« wirklich explizit machen zu können, was erst durch den dänischen Jungianer Johannes Fabricius (2003) und unabhängig hiervon durch den Pränatalpsychologen Terence Dowling realisiert (2000) wurde.

Der »Archetyp der Wandlung« hält eben die transformative Kraft der realen Geburt in einer metaphorischen Schwebe, die durch eine pränatalpsychologisch orientierte Reflexion der kulturellen Gestaltungen überwunden werden kann.

Die kulturpsychologische Reflexion war, wie gesagt, für die Psychoanalyse von Anfang an ein zentraler Bezugspunkt und begründete die tiefe Kompetenz im Verständnis des individuellen Unbewussten, weil sie eine Rücknahme der bis dahin vorherrschenden Projektion der Vatererfahrung in den kollektivpsychologischen Raum darstellte und erst damit die Reflexion und volle Würdigung der individuellen Vatererfahrung in ihrer lebensgeschichtlichen Bedeutung ermöglichte. Die Erweiterung der Psychoanalyse um die maternale Dimension durch Rank bedeutete in gleicher Weise eine Rücknahme der Projektion dieser Erlebnisschicht in den kulturpsychologischen Raum, wie sie etwa in den Bildern von einer jenseitigen Welt als Projektion der vorgeburtlichen Welt erfolgte. Diese Rücknahme ermöglicht eine psychologische Reflexion der maternalen Erlebnisschicht und ist damit ein Erfordernis für eine analytisch orientierte Psychotherapie und eine Voraussetzung für eine vollständigere therapeutische Kompetenz (Übersicht bei Rank, 1924, 1932; Janus, 2013b).

Schließlich sei noch darauf verwiesen, dass auch der kunsttherapeutische Umgang mit dem Geburtserleben zu aufschlussreichen Ensichten führt. Der Kölner Maler, Kunsttherapeut und Kulturpsychologe Klaus Evertz kann eindrucksvoll zeigen, wie das perinatale Erleben im Bild in Erscheinung treten kann, am markantesten natürlich gerade in den traumatischen Aspekten. Aus Platzgründen kann ich hier nur auf seine Darstellung an anderem Ort verweisen (Evertz, 2014). Einen Überblick über verschiedene andere Möglichkeiten zur Erkundung vorgeburtlicher und geburtlicher Erfahrung wie etwa das Zeichnen und die szenische Gestaltung hat Elizabeth Noble in ihrem Buch *Primäre Bindungen* (1996) gegeben.

Wenn die vorgeburtliche Zeit und die Geburt selbst eine so bedeutende lebensgeschichtliche Bedeutung haben, wie die verschiedenen psychotherapeutischen Beobachtungen zeigen, dann hat die Prävention eine besondere Wichtigkeit, wovon das nächste Kapitel handeln soll.

Präventive Aspekte in Psychotherapien

Wir können beobachten, dass in den letzten hundert Jahren Schwangerschaft und Geburt zunehmend als Teil der eigenen Lebens- und Erlebensgeschichte wahrgenommen werden. Was früher Objekt magischer Rituale und Angst war (Gélis, 1989), wird zunehmend ein Bereich verantworteten Wissens und persönlichen Erlebens und Handelns. Durch den medizinischen Fortschritt ist eine Sicherheit dafür entstanden, die eine seelische Zuwendung zum Kind von Anfang an und einen bezogenen und verantworteten Umgang mit Schwangerschaft und Geburt ermöglicht. Vor diesem Hintergrund hat sich eine neue Kultur des Umgangs mit Schwangerschaft und Geburt entwickelt (Leboyer, 1974; Klaus & Kennel, 1983; Linder, 2014), welche die Entwicklungsbedingungen der Kinder entscheidend verbessert hat. Eine Fülle von Traumatisierungen, die in früheren Zeiten durch den unbezogenen und unnötig harten Umgang mit Geburt und Neugeborenen entstanden, wird heute zunehmend vermieden (Hildebrandt, 2012, 2014).

Doch ist eine Kehrseite des medizinischen Fortschritts, dass heute viele Geburten und auch die Zeit davor durch medizinische Interventionen belastet sind, die die Verarbeitungsmöglichkeiten des Kindes überfordern und traumatisch sein können. Darum spielen hierauf bezogene Symptome auch in der Psychotherapie eine bedeutsamere Rolle. Nicht zuletzt können solche traumatischen Belastungen in der eigenen Schwangerschaft, während der Geburt und schon durch die Planung der eigenen Elternschaft aktiviert werden. Hier kann das Wissen der Pränatalen Psychologie für die Eltern eine wichtige Ressource sein.

Förderung der Elternkompetenz

In der pränatalpsychologischen Forschung hat sich als zentrales Thema für die Möglichkeit einer gelingenden Geburt die »Reife« der Eltern und insbesondere der Mutter herausgestellt. Das betrifft den komplexen Zusammenhang, dass wir zugleich Natur- und Kulturwesen sind und die kulturellen Prägungen die Möglichkeiten eines wirklichen Erwachsenwerdens im Sinne verantwortlicher Handlungs- und Erlebensmöglichkeiten zutiefst beeinflussen.

Die Entwicklungsaufgabe zu persönlicher Verantwortlichkeit und Elternkompetenz besteht wesentlich in der Ablösung aus der unbewussten Abhängigkeit von der eigenen Mutter. Wenn diese Ablösung nicht gelingt, kann die Erwachsenenrolle nicht voll eingenommen werden. Das hat für die Frau die dramatische Konsequenz, dass sie zwar biologisch schwanger werden kann, weil sie körperlich erwachsen geworden ist, aber mit einer Tochteridentität das biologische Potenzial für Schwangerschaft und Geburt nicht realisieren kann. Die Tochteridentität blockiert gewissermaßen das biologische Potenzial. Beim Mann bedeutet diese Problematik, dass er als ewiger Sohn und »puer aeternus« (ewiger Jüngling) seine Vaterschaft nicht realisieren kann.

Dass diese Aussagen so eindeutig getroffen werden können, verdanken wir wesentlich dem ungarischen Psychologen und Psychoanalytiker Jenö Raffai (2009). Da es in der Psychotherapie auch immer wesentlich um Überwindung der Elternabhängigkeiten geht, ist eine gute Psychotherapie auch immer eine Vorbereitung auf Elternschaft.

Dass die gesellschaftliche Sensibilität für die Thematik in den letzten Jahren gewachsen ist (Janus, 2010c), drückt sich unter anderem darin aus, dass es Unterstützungsprogramme für Mütter gibt – siehe »SAFE« von Karl Heinz Brisch (2011), »PALME« von Matthias Franz (2009) oder »Mutter-Empowerment« von Meinrad Armbruster (2006). In dieselbe Richtung der Förderung der genuinen Potenziale der Frau und der Eltern gehen die Bemühungen der Hebammen und Geburtsvorbereiterinnen (vgl. Albrecht-Engel & Albrecht, 2002; Knöbl, 2013).

So wertvoll und unterstützend diese Initiativen auch sind, so ist doch auch deutlich, dass in der Zukunft der entscheidende Ansatz darin liegen muss, dass schon Jugendlichen und jungen Erwachsenen in ganz anderem Ausmaß als bisher ein Entwicklungsraum für ihre Elternkompetenz angeboten werden sollte. Entscheidend für ein Gelingen des Lebens ist eben seelische Reife, und dies könnte auch schulisch vermittelt werden. Hierzu könnte wieder das umfangreiche Entwicklungswissen der Psychotherapeuten als wertvolle Ressource zur Förderung der Elternkompetenz genutzt werden. Hier haben die Psychotherapeuten eine besondere Verantwortung, dass ihr individualpsychologisches Wissen auch auf einer gesellschaftlichen Ebene wirksam wird.

Große Teile der späteren Symptom- und Krankheitsentwicklung sowie scheiternde soziale Entwicklung mit ihren immensen Folgekosten haben ihre Ursache in der Unreife und Unerfahrenheit der Eltern, mit der Konsequenz misslungener Primärsozialisation und fehlender Vorbereitung auf die Realitäten des Lebens, zu denen eben auch Schwangerschaft, Geburt und Elternschaft gehören. Darum ist es so bedeutsam, dass die Erforschung der psychologischen Bedeutung von Schwangerschaft und Geburt kein psychotherapeutisches Außenseiterthema bleibt, da in dem augenblicklichen Unwissen ein wesentlicher Ursprung für die genannten Fehlentwicklungen liegt.

Therapeuten sollten sensibel sein für diese gesellschaftspolitische und gesundheitspolitische Dimension ihres entwicklungspsychologischen und psychotherapeutischen Wissens.

Geburtsvorbereitung

Für konkrete Geburtsvorbereitungen hat sich in den letzten Jahren ein breites Angebot an Kursen entwickelt. Deren Nutzung stärkt die Kompetenz der Mütter und Väter entscheidend und ermöglicht Sicherheit bei der Bewältigung der neuen Lebenssituation. Längst beteiligen sich auch die Männer immer mehr, die ihre Verantwortung sehen und entwickeln.

Eine weitere Hilfe bietet die »Bindungsanalyse«, um die Eltern in ihrem Kontakt zu ihrem Kind schon vor der Geburt zu unterstützen, denn die Geburt wird durch die Kräfte der Mutter und des Kindes und ihre Kooperation gestaltet (Hidas & Raffai,

2005; Blazy, 2009, 2012, 2014). Das Kind bringt sich wesentlich durch seine eigenen Bewegungen zur Welt und wird dabei durch die Wehen der Mutter, die ihm ein Widerlager für seine Vorwärtsbewegung geben, unterstützt.

Als Psychotherapeuten sollten wir gerade junge Frauen und natürlich Schwangere auf diese Lebensdimension vorbereiten und einstimmen. Elternschaft, Schwangerschaft und Geburt sollten als zentrale Lebensthemen in jeder Psychotherapie je nach den besonderen Bedingungen wichtig sein. Unabhängig hiervon gilt leider auch, dass manche Psychotherapien daran scheitern, dass diese so zentrale Dimension im Leben jedes Einzelnen in ihrem biografischen Bezug und im Bezug der eigenen Lebensplanung bisher zu wenig entfaltet wurde.

Geburtsbegleitung

Seit den dreißiger Jahren wurde von geburtshilflicher Seite die Bedeutung der Angst der Frauen bei der Geburt und die Notwendigkeit, sie besser zu unterstützen, betont. Dazu wurden verschiedene Methoden ausgearbeitet, die heute Standard sind. Aber erst durch die Pränatale Psychologie kamen die Aspekte des Kindes und der vorgeburtlichen Mutter-Kind-Beziehung in den Blick. Die entscheidende Unterstützung ist die Realisierung der vorgeburtlichen Beziehung und das In-Beziehung-Bleiben von Mutter und Kind während der Geburt. Eine wichtige Unterstützung stellt eine Vertrauensperson der Mutter dar, deren Bedeutung durch das Buch von Marshall Klaus, Phyllis Klaus und John Kennell zum Konzept der »Doula« (1993) dokumentiert wurde. Der Begriff kommt aus dem Altgriechischen und bedeutet »Dienerin der Frau«.

Wenn die Mutter den Rückhalt in einer solchen unterstützenden Beziehung hat, sei es durch ihren Mann oder eine andere Vertrauensperson, die die Autoren als »Doula« bezeichnet haben, reduziert sich die Notwendigkeit medizinischer Eingriffe um die Hälfte. Die Dramatik und die praktische Bedeutung dieser Befunde sind auch für den Laien unmittelbar nachvollziehbar. Dann kann das Kind ohne »Selbstverlust« geboren werden.

Wenn es aber im Verlauf einer Geburt aus verschiedenen

Gründen zu einer Situation von übermäßigem Stress gekommen ist – und das ist bei geburtshilflichen Eingriffen eher die Regel –, dann ist es wichtig, dass das Kind und auch die Mutter nach der Geburt in ihrer Beziehung einen Raum haben, um die erfahrene Notsituation und Angst zu verarbeiten, wie dies heute durch die Babytherapie möglich ist (Emerson, 2012; Käppeli, 2013b; Renggli, 2004, 2011; Terry, 2014). Das gilt natürlich genauso für die Mütter, die durch eine von medizinischen Interventionen belastete Geburt erheblich traumatisiert sein können. Überwiegend aus dem Schamgefühl, versagt zu haben, verdrängen die Frauen meist die erlebte Überforderung und suchen viel zu wenig eine eigentlich dringend benötigte psychotherapeutische Hilfe und Unterstützung. Dies wiederum kann die Beziehung zum Kind erheblich belasten und stören. Hier sollten Psychotherapeuten viel offener und klarer in ihren Angeboten sein, denn die »nahe« Hebamme ist hier oft überfordert und kann auch nicht den notwendigen therapeutischen Raum bieten, gleichzeitig sind die Therapeuten mit ihren Angeboten oft zu vage und gewissermaßen zu »entfernt«.

Die Erweiterung der therapeutischen Wahrnehmung

Ein zentraler Gesichtspunkt für die psychotherapeutische Praxis ist die Erweiterung der therapeutischen Wahrnehmung um die vorgeburtliche und geburtliche Lebensrealität der Patientin oder des Patienten. Das bedeutet die bewusste Infragestellung der üblichen Rahmenvorstellungen der eigenen Ausbildung mit einem Lebensbeginn »nach der Geburt«.

Es gilt also, sich Klarheit zu verschaffen: Wie waren die Bedingungen der Eltern vor der Geburt und wie hat sich das Kind unter diesen Bedingungen im Uterus seiner Mutter fühlen und erleben können? Gab es eine vorgeburtliche Bezogenheit und welchen Charakter könnte die gehabt haben? Wie konnte das Kind mit dieser Mutter seine Geburt realisieren? Was waren die begleitenden Bedingungen und wie war die Ankunft in dieser Welt?

In der therapeutischen Situation geht es darum, Abkömmlinge einer Geburtserfahrung wahrzunehmen und zu erfassen, um der Patientin oder dem Patienten einen Raum zum Zulassen des frühen leibnahen und für das reifere Ich oft befremdlichen frühen Erlebens zu ermöglichen. Dadurch kann es zu einer integrativen, nachholenden Erfahrung kommen.

Ich will dies noch einmal an einem eigenen Fallbeispiel verdeutlichen.

> Eine 35-jährige Patientin kam aufgrund einer leidvollen, unglücklichen Lebenssituation in meine Praxis. Sie hatte eigentlich gute Begabungen und Möglichkeiten, aber was auch immer sie anfing, beruflich oder privat, endete in einem Scheitern. Sie hatte das Gefühl, sich in einer Sackgasse zu verlieren. Es war erstaunlich, wie sich dieses Muster

auch in Alltagssituationen durchsetzte: Das Buchen einer Theaterkarte oder der Kauf eines Küchengerätes konnte so zur heillosen und chaotisch scheiternden Unternehmung werden.

Der therapeutische Rahmen war der einer üblichen zweistündigen Analyse. Es ging zunächst um die Klärungen der Biografie und des Hintergrunds der verschiedenen Konflikte, die zur Erfahrung des Scheiterns führten, zunächst in der Herkunftsfamilie, dann im Beruf und schließlich im Privatleben.

In einer Stunde kam es dann spontan zu einem tiefen Erleben eines existenziellen Steckenbleibens mit sehr ausgeprägten Körper- und Hautempfindungen. Völlig überraschend traten plötzlich eine Aufhellung der Stimmung und das Erleben von Licht sowie ein Gefühl schreckhaften Ankommens ein. Meine Vermutung, es könne sich hier um eine Wiederholung ihrer Geburt mit Steckenbleiben und Notkaiserschnitt handeln, kommentierte sie zunächst mit der Bemerkung, ich sei wohl völlig verrückt geworden. Sie brauchte einige Zeit, um diese Zusammenhänge zu realisieren. Hierdurch kam es zu einer umfassenden Änderung ihres Lebensgefühls. Die unheilvolle Tendenz zum Wiederholen des Steckenbleibens in ihrem Lebensfeld und ihren Beziehungen, das als frühes Muster im Stammhirn gespeichert war, verlor seine Wirksamkeit, und es entwickelte sich eine erstaunliche kreative Handlungsfähigkeit.

Dieses Fallbeispiel steht für eine heilsame integrative Regression. Diese heilsame Wirkung zeigte sich auch darin, dass die Patientin in der Folgezeit für sie ganz neuartige Träume hatte, die davon handelten, dass durch eine mittelalterliche Stadt mit einer labyrinthischen Straßenführung eine Durchgangsstraße gelegt wurde, die eine gute Durchfahrt ermöglichte. Weitere Träume handelten davon, dass sie eine windungsreiche Straße mit dem Fahrrad befahren konnte, ohne, wie in früheren Träumen, die Balance zu verlieren und zu stürzen. Ihr Gefühl für sich selbst veränderte sich und sie gewann ein tiefes Verständnis für die Besonderheiten, die existenzielle Not ihrer Geburt, aber auch für die rettende Bedeutung des Kaiserschnitts.

Rückblickend wurde auch deutlich, dass die verschiedenen Konfliktpunkte ihres Lebens jeweils Wiederholungen oder Aktivierungen der Überlastungserfahrung bei der Geburt in späteren Belastungssituationen waren. Wegen der an sich günstigen Bedingungen nahm ihr weiteres Leben einen positiven und erfolgreichen Verlauf. Klinisch war ihr Fall ein Beispiel dafür, dass eine »lärmende Symptomatik« eine günstige Prognose bedeutet. Die Intensität der Symptomatik spiegelte das intensive Ringen in ihr um eine Integration und Verarbeitung eines blockierenden Schreckens.

Abschließend seien nun noch ganz konkrete Hinweise und Ratschläge für Therapeutinnen und Therapeuten zusammengestellt:

1. Erfragen Sie immer die Bedingungen der Schwangerschaft und Geburt. Hilfreich können dabei Erkundigungen bei den Eltern, anderen Beziehungspersonen oder älteren Geschwistern sein. Auch begrenzte Auskünfte können eine wertvolle Ressource sein, um scheinbar irrationale Elemente in der Lebensgestaltung oder im Hintergrund von Symptomen zu verstehen.
2. Fördern Sie die Beachtung von Körperempfindungen. Immer wenn sie auftreten, haben sie Vorrang und können Anregung für eine empfindungsgeleitete Eigenerfahrung sein, aus der sich wertvolle Einsichten in die frühe Erfahrungswirklichkeit entwickeln können. Die Rolle des Therapeuten besteht hier darin, einen solchen Erfahrungsraum zu ermöglichen. Wesentlich hierfür ist eine intuitive Erfassung der Gesamtwirklichkeit der Patientin oder des Patienten. Aus dem Gefühl des Verstandenseins kann das Potenzial eines Vertrauens erwachsen, das ein In-Kontakt-Kommen mit der eigenen vorsprachlichen Erfahrung ermöglicht.
3. Die Körperempfindungen sind die Brücke in die frühe Erlebniswirklichkeit, die über sie zugänglich werden kann. Dabei kann die Anregung hilfreich sein, mit der Empfindung zu verschmelzen; eine Anregung von dem ungarischen Analytiker Jenö Raffai. Es kann dann zu einer integrierenden Tiefenerfahrung kommen, die Janov als »Primal« bezeichnet hatte. In ähnlichem Sinne sprach Rank vom »analytischen Erlebnis« und Fodor vom »organismischen Bewusstsein«.

4. Wichtig ist, immer von der Gesamtbiografie mit Einschluss der vorgeburtlichen Zeit, der Geburt und den Bedingungen der Ankunft auszugehen. Wie könnte sich der Patient in seiner Mutter gefühlt haben, wie hat er den Weltenwechsel erlebt und wie war die Ankunft? Wichtig ist dabei, dass spätere traumatisch belastende Situationen in der Regel eine Vorgeschichte haben, die letztlich zu einer vorgeburtlichen oder geburtlichen Belastung zurückführt.
5. Fragen nach besonderen Spielen, Lieblingsmärchen oder -geschichten und Ähnliches können indirekte Einsichten in die frühen Entwicklungsbedingungen ermöglichen.
6. Der Verlauf und das Erleben der Pubertät sind in der Regel gut erinnerlich und erlauben wertvolle Einsichten in die frühen Entwicklungsschwierigkeiten, die hier getriggert und eventuell ausgelebt wurden.
7. Traumatische Aspekte bei der Geburt schränken das transformative Potenzial der Patienten ein. Darum ist es wichtig, diese Einschränkungen genau zu erfassen, um die Person bei deren Überwindung zu unterstützen. Konkret geht es, nach Rank, darum, nicht auf den Widerstandsaspekt zu fokussieren, sondern auf die vitalen Potenziale der Autonomie oder des Willens, die sich zunächst in Form des Widerstands äußern. Man könnte es auch so formulieren: Die Therapeuten schaffen einen Raum, in dem der Patient sich befreien und sich selbst »zur Welt« bringen kann. Eine an der Deutung des Widerstands orientierte frühere Psychoanalyse stand damit in Gefahr, den auf die Angst vor der Geburt zurückgehenden »Urwiderstand« (Graber) zu fixieren.
8. Bedeutsam ist, dass sich Therapeuten bewusst sind, dass in der therapeutischen Beziehung letztlich auch die vorgeburtliche Beziehung präsent ist, wie dies Rank in seiner *Technik der Psychoanalyse* (1926, 1927, 1931) im Einzelnen erläutert hat. Wir leben und erleben immer aus der Gesamtheit unserer Lebenserfahrung. Gerade Kunst kann uns mit dieser Ursprungsebene in einer zeittypischen Weise in Resonanz bringen, wie auch dies Rank schon in seinem, diese Aspekte zusammenfassenden Werk *Der Künstler* (1907) dargestellt hat.

9. Letztlich geht es darum, in der therapeutischen Situation die Einsichtspotenziale der empfindungsgeleiteten Regression und des symbolischen Verstehens miteinander in Verbindung zu bringen. Diese werden heute noch in verschiedenen therapeutischen Kulturen praktiziert. Eine der einheitlichen Wirklichkeit des Patienten gerecht werdende therapeutische Kompetenz sollte beide Aspekte umfassen. Es geht um ein Zusammenführen eines integrierenden Verstehens auf der emotionalen und symbolischen Ebene und eines integrierenden Erlebens durch eine empfindungsgeleitete Primärerfahrung.

   Konkret bedeutet das für den tiefenpsychologischen oder analytischen Psychotherapeuten, dass er sich hier, wenn seine Ausbildung die vorgeburtlichen und geburtlichen Aspekte nicht umfasste, je nach den eigenen Bedingungen, um eine ergänzende Selbsterfahrung oder eine andere Möglichkeit zur Erweiterung der Wahrnehmung bemühen müsste.
10. Essenziell für die therapeutische Kompetenz erscheint mir die Erweiterung der Wahrnehmung für die vielfältige Präsenz von vorgeburtlicher und geburtlicher Erfahrung in den kulturellen Gestaltungen wie Kunst, Mythos, Märchen, Riten, Filmen usw. Dies kann die Wahrnehmung für die Eigenart des frühen Erlebens sensibilisieren und trainieren und insbesondere die unbewusste Projektion des frühen Erlebens in den kulturellen Raum überwinden.

   Vorbild für diese Verstehensmöglichkeit ist abermals Rank mit den entsprechenden Ausführungen. Der Maler, Kunsttherapeut und Kulturpsychologe Klaus Evertz und ich haben in zwei Publikationen insbesondere die Inhalte der modernen Kunst im Sinne einer Erkundung der vorsprachlichen Erlebenswelt behandelt (Evertz & Janus, 2003; Janus & Evertz, 2008; vgl. auch Janus, 2011). Auch dies kann eine Ressource sein für die Vervollständigung der therapeutischen Wahrnehmung und Kompetenz.
11. Die Fähigkeit zur differenzierenden Wahrnehmung der frühesten und der späteren Erlebnisschichten ermöglicht, in einer klaren Weise die therapeutische Ich-Spaltung aufrechtzuerhalten oder immer wieder herzustellen. Eine

solche Kompetenz relativiert die Bedeutung der Gegenübertragung, der von einzelnen Autoren gerade als sensorische Gegenübertragung eine große Bedeutung zugeschrieben wird. Hier ist die Diskussion noch offen. Doch kann man so viel schon sagen, dass eine Gegenübertragungsanalyse nur dann wirklich klärend sein kann, wenn sie von einer erweiterten Wahrnehmung oder Selbsterfahrung in Bezug auf die vorgeburtliche und geburtliche Erlebniswirklichkeit getragen ist, wie sie durch eine empfindungsgeleitete Selbsterfahrung oder eben auch eine kulturpsychologische Reflexion ermöglicht werden kann. Sonst besteht die Gefahr, dass die Selbstwahrnehmung so begrenzt ist, dass es bei der Gegenübertragungsanalyse eher zu einem unfruchtbaren Kreisen auf emotionaler Ebene kommt.

12. Eine besondere Bedeutung gewinnt das Thema der Geburt, wenn es in der Therapie zu Entwicklungen und Veränderungen kommt, die spezifische Geburtsmuster aktivieren. Dabei kann es sich um Muster handeln, die die Entwicklung blockieren, so etwa wenn eine Patientin oder ein Patient mit einer Kaiserschnittgeburt in eine passive Erwartung gerät und sie oder er alle Hilfe von außen erwartet.

    Solche Muster müssen Therapeutinnen und Therapeuten kennen, um spezifische Hilfestellung geben zu können. Das genannte Problem spielt natürlich am Ende der Behandlung eine entscheidende Rolle, weil es hier darum geht, gerade mit der freigesetzten transformativen Kraft aus der Geburtserfahrung die Transformation aus dem Raum der Therapie in das reale Leben zu verwirklichen.

Schlussbemerkung

Die Erweiterung der Wahrnehmung für die Wirklichkeit der vorgeburtlichen und geburtlichen Erfahrung scheint mir ein wesentlicher Aspekt psychotherapeutischer Arbeit zu sein. Die Verleugnung oder Nichtwahrnehmung dieser Lebensdimension ist eben ein Element unseres kulturellen Bewusstseins. Das spiegelt sich im therapeutischen Bereich darin wider, dass in der Regel Berichte zu Therapien mit größter Selbstverständlichkeit nach der Geburt beginnen. Dabei prägen die vorgeburtlichen Bedingungen, wie die Stressforschung (Verny, 2014) und die Forschung zum »fetal programming« (Gluckman & Hanson, 2006; Van den Bergh, 2013) empirisch redundant belegt haben, natürlich basal die physiologische und affektive Steuerung des vorgeburtlichen Kindes, die dann die Voraussetzung für die Bewältigung der existenziellen Transformation der Geburt sind.

Die Fallbeispiele des Buches und die kulturpsychologische Reflexion sollen das Gespür für die Folgen des frühen Erlebens fördern. Ich hoffe, es ist deutlich geworden, dass die zitierten Therapeutinnen und Therapeuten durch ihre Offenheit für die frühesten Erfahrungen ihrer Patientinnen und Patienten wesentlich den seelischen Raum erweitern konnten. Die Offenheit der Therapeutin oder des Therapeuten gab dem Patienten die Möglichkeit, sich seiner sensomotorisch-imaginativen Urerfahrung innezuwerden.

Dies ist besonders deutlich in den Beispielen aus den Kindertherapien von Kugele und Renggli. Sie zeigen, wie das Kind ganz unmittelbar in einen szenischen Kontakt mit der perinatalen Schreckenserfahrung kommen kann, die seine innere Kohärenz und Kontinuität zerbrochen hatte. Die Symptomatik war ein hilfloser Versuch der Reintegration, der in der Wiederholung stecken blieb. Erst der stützende und unterstützende therapeutische Raum und die Präsenz eines verstehenden Therapeuten stärkten die ureigensten Potenziale der Patientin oder des Patienten so, dass es möglich wurde, aus dem Schock der überfordernden Erfahrung bei der Geburt herauszufinden und den Bezug zu sich selbst wiederzufinden.

Die Beispiele aus den Kindertherapien können vielleicht nachfühlbar machen, dass auch Erwachsene unter günstigen Bedingungen ganz unmittelbaren Zugang zu ihren frühesten vorsprachlichen Erfahrungen finden können, wie die Fallbeispiele von Hollweg, Klippel-Heidekrüger und Schindler zeigen. Entscheidend ist die Offenheit des Therapeuten für die frühe Erlebniswelt, die die Patienten ermutigt, die Vergegenwärtigung der eigenen Empfindungen zuzulassen. Dann sind oft verblüffende und verblüffend schnelle therapeutische Erfahrungen und Auflösungen von Symptomen möglich.

Manche geburtsbezogenen Symptome wie Tunnelängste, Fallängste, Selbstverlustängste usw. sind gewissermaßen durch eine Art Kurzschluss zwischen einer Überlebensnot bei der Geburt und einer aktuellen Situation bedingt. Ein Wiedererleben und Zu-Ende-Erleben kann eine heilsame Integration ermöglichen bzw. die Auflösung dieses Kurzschlusses nach sich ziehen.

All die Beispiele und Hinweise können nur eine Anregung sein, das Thema der Geburt bei sich selbst und in den eigenen Therapien zu erkunden und aus den gewonnenen Erfahrungen zu lernen.

Trotz der Fülle an Forschungen und Einsichten ist auch deutlich geworden, dass wir uns erst am Anfang zu einem wirklichen Verständnis befinden. Dabei gibt jedoch die sich andeutende Integration im psychotherapeutischen Feld einen Anlass zur Hoffnung auf eine weitere Vertiefung unserer Einsichten und zu einer größeren individuellen und gesellschaftlichen Verantwortung für die Bedingungen unseres Lebensanfangs.

Literatur

Adler, A. (1907). *Studie über die Minderwertigkeit von Organen.* Darmstadt: Wissenschaftliche Buchgesellschaft, 1965.

Adorno, T.W. & Horkheimer, M. (1988). *Die Dialektik der Aufklärung.* Frankfurt/M.: Fischer.

Albrecht-Engel, I. & Albrecht, M. (2002). *Schwangerschaft und Geburt.* München: Gräfe und Unzer.

Armbruster, M. (2006). *Eltern AG – Empowermentprogramm für mehr Elternkompetenz in Problemfamilien.* Heidelberg: Carl-Auer.

Bahnemann, F. (1992). *Anthropologische Grundlagen einer Ganzheitsmedizin aus kieferorthopädischer Sicht.* Heidelberg: Haug.

Bail, B. (2012). *Die Signatur der Mutter.* Heidelberg: Mattes.

Bair, D. (1991). *Samuel Beckett: Eine Biographie.* Hamburg: Rowohlt.

Beckett (1976). *Warten auf Godot.* Werke I. Frankfurt/M.: Suhrkamp.

Biedermann, H. (1981). *Manualtherapie bei Kindern.* Stuttgart: Enke.

Biedermann, H. (2007). *KISS-Kinder. Ursachen, (Spät-)Folgen und manualtherapeutische Behandlung frühkindlicher Asymmetrie.* Stuttgart: Thieme.

Blarer, S. (1982). Manifestation einer Geburtskomplikation in Träumen und Phantasien. In S. Schindler (Hrsg.), *Geburt. Eintritt in eine neue Welt* (S. 122–125). Göttingen: Verlag für Psychologie.

Blazy, H. (Hrsg.). (2009). *Wie wenn man eine innere Stimme hört.* Heidelberg: Mattes.

Blazy, H. (Hrsg.). (2014). *»Und Anfang riesige Räume … und dort erschien das Baby.«* Heidelberg: Mattes.

Blos, P. (2011). *Adoleszenz.* Stuttgart: Klett-Cotta.

Brisch, K.H. (2011). *Sichere Ausbildung für Eltern.* Stuttgart: Klett-Cotta.

Bruner, J. (1997). *Sinn, Kultur und Identität.* Heidelberg: Carl-Auer.

Campbell, J. (1978). *Der Heros in tausend Gestalten.* Frankfurt/M.: Insel.

Crisan, H. (1994). Die perinatale Psychosomatik des Kundalini-Yoga. *Int J of Prenatal and Perinatal Psychology and Medicine, 6*(4), 547–579.

Crisan, H. (2013). Die prä- und perinatale Psychologie der Mentalitätsentwicklung. In L. Janus (Hrsg.), *Die Psychologie der Mentalitätsentwicklung* (S. 111–172). Münster: LIT.

deMause, L. (1996). Restaging fetal traumas in war and social violence. *Int J of Prenatal and Perinatal Psychology and Medicine, 8*(2), 171–212.

deMause, L. (2000). *Was ist Psychohistorie?* Gießen: Psychosozial-Verlag.

deMause, L. (2005). *Das emotionale Leben der Nationen*. Klagenfurt: Drava.

Dornes, M. (1992). *Der kompetente Säugling*. Frankfurt/M.: Fischer.

Dowling, T. (1989). The significance of pre- and perinatal experiences in child psychotherapy. *Int J of Prenatal and Perinatal Psychology and Medicine, 1*(3), 303–316.

Dowling, T. (2000). The roots of the collective unconscious. In L. Janus (Hrsg.), *Das Seelenleben des Ungeborenen. Eine Wurzel unseres Unbewussten* (S. 76–87). Pfaffenweiler: Centaurus-Verlagsgesellschaft. [Download: http://www.ludwig-janus.de/images/Downloads/Das_Seelenleben_des_Ungeborenen-Stand30042012.pdf]

Dowling, T. & Leineweber, D. (2001). Ein Urbild des Lebensbaums. *Deutsche Hebammenzeitschrift*, 12, 17–20.

Eissler, K.R. (1985). *Goethe*. Frankfurt/M.: Stroemfeld.

Eliade, M. (1961). *Das Mysterium der Wiedergeburt*. Zürich/Stuttgart: Rascher.

Eliade, M. (1975). *Schamanismus*. Frankfurt/M.: Suhrkamp.

Emerson, W. (1997). Die Folgen von geburtshilflichen Eingriffen. In L. Janus (Hrsg.), *Die pränatale Dimension in der Psychotherapie* (S. 65–99). Heidelberg: Mattes.

Emerson, W. (2000). Das verletzliche Ungeborene, Behandlungstechniken und Forschungsergebnisse, Prä- und Perinatale Traumata bei Kindern. In T. Harms (Hrsg.), *Auf die Welt gekommen, die neuen Babytherapien* (S. 39–52). Berlin: Leutner.

Emerson, W. (2012). *Die Behandlung von Geburtstraumata bei Säuglingen und Kindern*. Heidelberg: Mattes.

Emerson, W. (2013). Die Folgen geburtshilflicher Eingriffe. In L. Janus (Hrsg.), *Die pränatale Dimension in der Psychotherapie* (S. 65–99). Heidelberg: Mattes.

Emerson, W. (2014). Prä- und perinataler Schock. Ein universelles Leiden und dessen Ursprünge. In K. Evertz, L. Janus & R. Linder (Hrsg.), *Lehrbuch der Pränatalen Psychologie* (S. 520–548). Heidelberg: Mattes.

English, J. (1985). *Different doorway. Adventures of a caesarean born*. Balgowlah (NSW/USA): The Windrush Press.

Erikson, E. (1966). *Kindheit und Gesellschaft*. Stuttgart: Klett-Cotta.

Evertz, K. (2014). Lebensbogen – Kontinuität zwischen Zeugung und Tod. Kunstpsychotherapie und Pränatale Psychologie. In K. Evertz, L. Janus & R. Linder (Hrsg.), *Lehrbuch der Pränatalen Psychologie* (S. 479–501). Heidelberg: Mattes.

Evertz, K. & Janus, L. (Hrsg.). (2003). *Kunstanalyse*. Heidelberg: Mattes.

Fabricius, J. (1989). *Shakespear's hidden world. A study of his unconscious*. Copenhagen: Munksgaard.

Fabricius, J. (2002b). Der Individuationsprozess bei Carl Maria von Weber. *Int J of Prenatal and Perinatal Psychology and Medicine, 14*(3/4), 349–306.

Fabricius, J. (2003). *Alchemie. Ursprung der Tiefenpsychologie*. Gießen: Psychosozial-Verlag.

Fedor-Freybergh, P. (1986). *Die Begegnung mit dem Ungeborenen.* Heidelberg: Mattes.

Fedor-Freybergh, P. (1989). *Prenatal and perinatal psychology and medicine.* Casterton Hall/Carnforth: Parthenon.

Ferenczi, S. (1913). Entwicklungsstufen des Wirklichkeitssinns. In S. Ferenczi, *Bausteine der Psychoanalyse* (Bd. I, S. 62–83). Bern: Huber, 1964.

Ferenczi, S. & Rank, O. (1924). *Die Entwicklungsziele der Psychoanalyse.* Wien: Turia & Kant, 1996.

Fischer, P. (1986). Goethes »Werther«. *Psyche, 40*(6), 527–556.

Fodor, N. (1949). *The search for the beloved. A clinical investigation of the trauma of birth and the prenatal condition.* New York: University Books.

Fodor, N. (1951). *New approaches to dream interpretation.* New York: University Books.

Franz, M. (2009). *PALME – Präventives Elterntraining.* Göttingen: Vandenhoeck & Ruprecht.

Freud, S. (1900). Die Traumdeutung. *GW II/III.* Frankfurt/M.: Fischer.

Freud, S. (1912). *Totem und Tabu.* Frankfurt/M.: Fischer, 1969.

Freud, S. (1919). Aus der Geschichte einer infantilen Neurose. *GW XII* (S. 27–158). Frankfurt/M.: Fischer.

Freud, S. (1924). Das ökonomische Problem des Masochismus. *GW XIII* (S. 371–383). Frankfurt/M.: Fischer.

Freud, S. (1926). Hemmung, Symptom und Angst. *GW XIV* (S. 111–206). Frankfurt/M.: Fischer.

Freud, S. (1927). Die Zukunft einer Illusion. *GW XIV* (S. 325–380). Frankfurt/M.: Fischer.

Freud, S. (1930). Das Unbehagen an der Kultur. *GW XIV* (S. 419–506). Frankfurt/M.: Fischer.

Freud, W.E. (2003). Pränatale Bindung, das perinatale Kontinuum und die psychologische Seite der Neugeborenen-Intensivpflege. In W.E. Freud, *Remaining in touch. Zur Bedeutung der Kontinuität früher Beziehungserfahrungen* (S. 199–221). Frankfurt/M.: Edition Déjà-vu.

Friedrich, B. (1997). »Riß in der Beziehung«. Gedanken über die Therapie eines Sechsjährigen, der zu früh geboren wurde. In L. Janus & S. Haibach (Hrsg.), *Seelisches Erleben vor und während der Geburt* (S. 185–194). Neu-Isenburg: LinguaMed.

Gélis, J. (1989). *Die Geburt.* München: Beck.

Gluckman, P. & Hanson, M. (Hrsg.). (2006). *Developmental origins of health and disease.* New York: Cambridge University Press.

Goethe, J.W. (1774). Die Leiden des jungen Werther. In *Goethes Werke, Bd. VI.* Hamburg: Wegener, 1967.

Goethe, J.W. (1811). Dichtung und Wahrheit. In *Goethes Werke, Bd. IX.* Hamburg: Wegner, 1967.

Goethe, J.W. (1819). West-östlicher Divan. In *Goethes Werke, Bd. II.* Hamburg: Wegner, 1967.

Gould, S. (1992). Human Babies as Embryos. In S. Gould, *Ever since Darwin* (S. 70–78). New York: Norton.

Graber, G.H. (1924). Die Ambivalenz des Kindes. In *Ges. Schriften, Bd. I.* Berlin: Pinel. [Bezug: Sekretariat der ISPPM, Friedhofweg 8, 69118 Heidelberg]

Graber, G.H. (1966). *Die Not des Lebens und seine Überwindung.* Düsseldorf: Ardschuna.

Graber, G.H. (1978). Pränatal-psychoanalytische Behandlung. In *Ges. Schriften, Bd. III.* Berlin: Pinel. [Bezug: Axel Bischoff, Friehofweg 8, 69118 Heidelberg]

Greß, H. (2002). Einige Anmerkungen zur Bilderwelt in Goethes Gedicht »Willkommen und Abschied«. *Int J of Prenatal and Perinatal Psychology and Medicine, 14*(3/4), 337–348.

Grille, R. (2005). *Parenting for a peaceful world.* Alexandria, Australia: Longueville Media.

Groddeck, G. (1923). *Das Buch vom Es.* Wien: Psychoanalytischer Verlag.

Grof, S. (1983a). *Topographie des Unbewußten.* Stuttgart: Klett-Cotta.

Grof, S. (1983b). Perinatale Ursprünge von Kriegen, Revolutionen und Totalitarismus. *Kindheit, 5*(1), 25–40.

Grof, S. (1985). *Geburt, Tod und Transzendenz.* München: Kösel.

Häsing, H. & Janus, L. (Hrsg.). (1994). *Ungewollte Kinder.* Heidelberg: Mattes.

Hau, T. & Schindler, S. (Hrsg.). (1982). *Pränatale und Perinatale Psychosomatik.* Stuttgart: Hippokrates.

Hidas, G. & Raffai, J. (2005). *Die Nabelschnur der Seele.* Gießen: Psychosozial-Verlag.

Hildebrandt, S. (2012). Vision einer neuen Geburtskultur. *Hebamme,* 25(2), 109–114.

Hildebrandt, S. (2013). Die Psychosomatik von Schwangerschaft und Geburt aus Sicht der pränatalen Psychologie. *psychosozial,* 36(4), 84–88.

Hildebrandt, S. (2014). Beziehungsgeleitete Geburtskultur zur Vermeidung prä- und perinatal erworbener Gesundheitsstörungen. In K. Evertz, L. Janus & R. Linder (Hrsg.), *Lehrbuch der Pränatalen Psychologie* (S. 123–142). Heidelberg: Mattes.

Hilkert, B. (2013). Die Geburt durch Kaiserschnitt, seine Auswirkung und die symbolische Darstellung in der Kindertherapie. In L. Janus (Hrsg.), *Die pränatale Dimension in der Psychotherapie* (S. 48–54). Heidelberg: Mattes.

Hitschmann, E. (1932). Psychoanalytisches zur Persönlichkeit Goethes. *Imago,* 11, 101–171.

Hochauf, R. (1999). Imaginative Psychotherapie bei frühtraumatisierten Kindern. *Int J of Prenatal and Perinatal Psychology and Medicine, 11*(4), 503–517.

Hochauf, R. (2007). *Frühes Trauma und Strukturdefizit. Ein psychoanalytisch-imaginativ orientierter Ansatz zur Bearbeitung früher und komplexer Traumatisierungen.* Kröning: Asanger.

Hochauf, R. (2014). Der Zugang analytischer Psychotherapie zu frühen Traumatisierungen. In K. Evertz, L. Janus & R. Linder (Hrsg.), *Lehrbuch der Pränatalen Psychologie* (S. 383–424). Heidelberg: Mattes.

Hollweg, W.H. (1995a). *Von der Wahrheit, die frei macht.* Heidelberg: Mattes.

Hollweg, W.H. (1995b). Hörsturz, Morbus Menière und Tinnitus. In L. Janus (Hrsg.), *Das Seelenleben des Ungeborenen. Eine Wurzel unseres Unbewußten* (S. 59–62). Pfaffenweiler: Centaurus-Verlagsgesellschaft. [Download: http://www.ludwig-janus.de/images/Downloads/Das_Seelenleben_des_Ungeborenen-Stand30042012.pdf]

Hollweg, W.H. & Rätz, B. (1993). Pränatale und perinatale Wahrnehmungen und ihre Folgen für gesunde und pathologische Entwicklungen des Kindes. *Int J of Prenatal and Perinatal Psychology and Medicine*, *5*(4), 527-552.

House, S. (1999). Primal Integration. The School of Lake. *Int J of Prenatal and Perinatal Psychology and Medicine*, *11*(4), 437–458.

Huizink, A. (2005). Pränataler mütterlicher Stress und die Entwicklung des Säuglings. In I. Krens & H. Krens (Hrsg.), *Grundlagen einer vorgeburtlichen Psychologie* (S. 83–93). Göttingen: Vandenhoeck & Ruprecht.

Janov, A. (1977). *Das befreite Kind*. Frankfurt/M.: Fischer.

Janov, A. (1982). *Der Urschrei. Ein neuer Weg der Psychotherapie*. Frankfurt/M.: Fischer.

Janov, A. (1984). *Frühe Prägungen*. Frankfurt/M.: Fischer.

Janov, A. (2012). *Vorgeburtliches Bewusstsein. Das geheime Drehbuch, das unser Leben bestimmt*. Berlin, München: Scorpio-Verlag.

Janus, L. (1987a). Das Trauma der Geburt im psychoanalytischen Prozess. In P. Fedor-Freyberg (Hrsg.), *Begegnung mit dem Ungeborenen* (S. 137–150). Heidelberg: Mattes.

Janus, L. (1987b). Die Bedeutung des Konzepts der Geburtsangst in der Geschichte der Psychoanalyse. *Psyche*, *41*(9), 832–844.

Janus, L. (1988). Zum Zusammenhang von Geburt und Lebensgestaltung im Märchen und Mythos. *Kind und Umwelt, Nr. 57*, 3–19.

Janus, L. (1989a). Die verdeckte pränatale Dimension im Konzept Melanie Kleins. *Forum der Psychoanalyse*, *5*(4), 333–341.

Janus, L. (1989b). Erscheinungsformen der frühen Mutterimago im Werk Freuds. In H.V. Werthmann (Hrsg.), *Unbewußte Phantasien* (S. 108–122). München: Pfeiffer.

Janus, L. (1991a). Prä- und perinatale Aspekte in Freuds Krankengeschichten des Kindes- und Jugendlichenalters. In C. Büttner u.a. (Hrsg.), *Aller Anfang ist schwer. Die Bedeutung der Geburt für psychische und historische Prozesse* (S. 124–143). Weinheim: Beltz.

Janus, L. (1992). Ausgrenzung und Reintegration in der Forschungsgeschichte der Psychoanalyse. *Psychoanalyse im Widerspruch, Nr.* 7, 101–112.

Janus, L. (1994). Pränatalpsychologische Aspekt in Freuds Massenpsychologie und Ich-Analyse. *Int J of Prenatal and Perinatal Psychology and Medicine*, *6*(3), 335–344.

Janus, L. (1995). Entwicklungen zu einer neuen Kultur im Umgang mit Schwangerschaft und Geburt. In W. Schiefenhövel (Hrsg.), *Gebären. Ethnomedizinische Perspektiven und neue Wege* (S. 391–400). Berlin: VWB.

Janus, L. (1996). Psychoanalytische Überlegungen zur »zweiten Geburt«. In W. Aschoff (Hrsg.), *Pubertät* (S. 55–72). Göttingen: Vandenhoeck & Ruprecht.

Janus, L. (1997). Die Objektbeziehungspsychologie Otto Ranks. *Int J of Prenatal and Perinatal Psychology and Medicine, 9*(3), 323–340.

Janus, L. (2000). *Die Psychoanalyse der vorgeburtlichen Lebenszeit und der Geburt.* Gießen: Psychosozial-Verlag.

Janus, L. (2008). *Menschheitsgeschichte als psychologischer Entwicklungsprozess.* Heidelberg: Mattes.

Janus, L. (2010a). Prenatal period of life as a matrix for our lives and our societies. *Int Prenat and Perinat Psychology and Medicine, 22*(1/2), 46–55.

Janus, L. (2010b). Die »Technik der Psychoanalyse« von Otto Rank. Eine Ressource für die heutige Psychoanalyse. *Forum der Psychoanalyse, 26*(2), 129–149.

Janus, L. (2010c). Über Grundlagen und Notwendigkeit der Förderung der Elternkompetenz. In E. Völmicke & G. Brudermüller (Hrsg.), *Familie. Ein öffentliches Gut* (S. 207–218). Würzburg: Königshausen & Neumann.

Janus, L. (2011). *Wie die Seele entsteht.* Heidelberg: Mattes.

Janus, L. (2012a). Die Psychologie der Geburt und des Geborenseins. In S. Hildebrandt u.a. (Hrsg.), *Wurzeln des Leben* (S. 220–236). Heidelberg: Mattes.

Janus, L. (2012b). *Der Seelenraum des Ungeborenen.* Düsseldorf: Walter.

Janus, L. (2012c). The Matrix. Individuationswege unter den Bedingungen hoch technisierte Computersimulationen und virtueller Welten. In A. Gerlach & C. Pop (Hrsg.), *Filmräume – Leinwandträume* (S. 111–126). Gießen: Psychosozial-Verlag.

Janus, L. (2013a). *Die pränatale Dimension in der Psychotherapie.* Heidelberg: Mattes.

Janus, L. (2013b). *Die pränatale Dimension in der psychosomatischen Medizin.* Gießen: Psychosozial-Verlag.

Janus, L. (2013c). *Die Psychologie der Mentalitätsentwicklung.* Münster: LIT.

Janus, L. (2013d). Die vorgeburtliche Bedeutung der Plazenta aus pränatalpsychologischer Sicht. *Hebammenzeitschrift*, 5, 60–64.

Janus, L. (2013e). Grundlinien einer Tiefenpsychologie der Mentalitätsentwicklung. In L. Janus (Hrsg.), *Die Psychologie der Mentalitätsentwicklung* (S. 53–66). Münster: LIT.

Janus, L. (Hrsg.). (2004). *Pränatale und Perinatale Psychologie und Psychotherapie.* Heidelberg: Mattes.

Janus, L. (Hrsg.). (1990). *Das Seelenleben des Ungeborenen. Eine Wurzel unseres Unbewussten.* Pfaffenweiler: Centaurus-Verlagsgesellschaft. [Download unter: http://www.ludwig-janus.de/images/Downloads/Das_Seelenleben_des_Ungeborenen-Stand30042012.pdf]

Janus, L. (Hrsg.). (1991b). *Erscheinungsweisen pränatalen und perinatalen Erlebens in den psychotherapeutischen Settings.* [Download unter: http://www.ludwig-janus.de/images/Downloads/Praenatales_und_peritatales_Erleben_T1_12MB.pdf]

Janus, L. & Evertz, K. (2008). *Kunst als kulturelles Bewusstsein vorgeburtlicher und geburtlicher Erfahrungen.* Heidelberg: Mattes.

Jung, C.G. (1985). *Heros und Mutterarchetyp. Grundwerk, Bd. 8.* Olten/Freiburg: Walter.

Kant, I. (1784). Was ist Aufklärung? In H.D. Brandt (Hrsg.), *Ausgewählte kleine Schriften* (S. 20–22). Hamburg: Felix Meiner, 1999.

Käppeli, K. (2012). Die Kaiserschnittgeburt im Erleben des Kindes. In S. Hildebrandt, J. Schacht & H. Blazy (Hrsg.), *Wurzeln des Lebens. Die pränatale Psychologie im Kontext von Wissenschaft, Heilkunde, Geburtshilfe und Seelsorge* (S. 174–181). Heidelberg: Mattes.

Käppeli, K. (2013a). Erfahrungen aus der therapeutischen Praxis von Kindern und Jugendlichen. In L. Janus (Hrsg.), *Die pränatale Dimension in der Psychotherapie* (S. 55–64). Heidelberg: Mattes.

Käppeli, K. (2013b). »Mami, warum haben sie mich geholt?« Natürliche Wehen und Wehenmittel im Erleben des Kindes und Erwachsenen. In L. Janus (Hrsg.), *Die pränatale Dimension in der psychosomatischen Medizin* (S. 73–83). Gießen: Psychosozial-Verlag.

Klaus, M. & Kennel, J. (1983). *Mutter-Kind-Bindung.* München: Kösel.

Klaus, M., Kennel, J. & Klaus, P. (1993). *Doula. Der neue Weg der Geburtsbegleitung.* München: Mosaik.

Klippel-Heidekrüger, M. (2013). Pränatale Wurzeln einer so genannten endogenen Depression. In L. Janus (Hrsg.), *Die pränatale Dimension in der Psychotherapie* (S. 139–148). Heidelberg: Mattes.

Knöbl, G. (2013). *Geburtscoaching – Geburtsbonding. Das Kind bringt sich mit Hilfe der Mutter zur Welt* [Bezug: G. Knöbl, Schulstraße 33, 67722 Winnweiler]

Kramer, R. (1996). *A psychology of difference. The american lectures Otto Rank.* Princeton, New Jersey: Princeton University Press.

Kramer, R. & Lieberman, J. (2014). *Sigmund Freud und Otto Rank. Ihre Beziehung im Spiegel des Briefwechsels 1906–1925.* Gießen: Psychosozial-Verlag.

Kruse, F. (1969). *Die Anfänge des menschlichen Seelenlebens.* Stuttgart: Enke.

Kruse, F. (1982). Erinnerungen an die eigene Geburt. Realität oder Fiktion? In S. Schindler (Hrsg.), *Geburt. Eintritt in eine neue Welt* (S. 111–121). Göttingen: Verlag für Psychologie.

Kugele, D. (1990). Perinatale Zusammenhänge bei Enkopresis. In L. Janus (Hrsg.), *Das Seelenleben des Ungeborenen. Eine Wurzel unseres Unbewußten.* Pfaffenweiler: Centaurus-Verlagsgesellschaft. [Download: http://www.ludwig-janus.de/images/Downloads/Das_Seelenleben_des_Ungeborenen-Stand30042012.pdf]

Lake, F. (1978). Treating psychosomatic disorders relating to birthtrauma. *Journal of Psychosomatic Research*, 22, 227–238.

Lake, F. (1980). *Constricted confusions.* (Unveröffentlicht).

Lake, F. (1981). *Tight corners.* London: Longman and Todd.

Leboyer, F. (1974). *Der sanfte Weg ins Leben. Geburt ohne Gewalt.* München: Desch.

Leitner, M. (1998). *Freud, Rank und die Folgen.* Wien: Turia & Kant.

Lesmeister, R. (2009). *Selbst und Individuation.* Frankfurt/M.: Brandes & Apsel.

Leuner, H.C. (1981). *Halluzinogene.* Bern: Huber.

Levend, H. & Janus, L. (Hrsg.). (2011). *Bindung beginnt vor der Geburt.* Heidelberg: Mattes.

Leyh, C. (1997). Die Wiederbelebung prä- und perinataler Traumatisierungen in der analytischen Arbeit mit Kindern und Jugendlichen. In L. Janus & S. Haibach (Hrsg.), *Seelisches Erleben vor und während der Geburt* (S. 171–184). Neu-Isenburg: LinguaMed.

Lieberman, E.J. (1994). Trennung und Selbsterschaffung. Leben und Werk von Otto Rank. *Psychoanalyse im Widerspruch*, 12, 57–64.

Lieberman, E.J. (1997). *Otto Rank. Leben und Werk.* Gießen: Psychosozial-Verlag.

Liem, T. (2013). *Craniosacrale Osteopathie.* Heidelberg: Haug.

Linder, R. (2014). Ermutigende Mutterschaftsvorsorge. In K. Evertz, L. Janus & R. Linder (Hrsg.), *Lehrbuch der Pränatalen Psychologie* (S. 597–609). Heidelberg (Mattes).

Linder, R. & Janus, L. (2008). Psychologische und Psychosomatische Aspekte von Schwangerschaft und Geburt. In V. Wollmann-Wohlleben, A. Nagel-Brotzler, H. Kentenich & F. Siedentopf (Hrsg.), *Psychosomatisches Kompendium der Frauenheilkunde und Geburtshilfe* (S. 107–118). München: Hans Marseille.

Linderkamp, O. (2014). Gehirnentwicklung und frühe Förderung. In K. Evertz, L. Janus & R. Linder (Hrsg.), *Lehrbuch der Pränatalen Psychologie* (S. 19–33). Heidelberg: Mattes.

Linderkamp, O., Janus, L., Linder, R. & Skoruppa, D. (2009). Entwicklungsschritte des fetalen Gehirns. *Int J of Prenatal and Perinatal Psychology and Medicine*, 21, 91–105.

Maiello, S. (1999). Das Klangobjekt. Über den pränatalen Ursprung auditiver Gedächtnisspuren. *Psyche*, 53, 137–157.

Marcovich, M. & de Jong, T. (2008). *Frühgeborene, zu klein zum Leben? Geborgenheit und Liebe von Anfang an.* München: Kösel.

Merkel, J. (2000). *Spielen, Erzählen, Phantasieren – die Sprache der inneren Welt.* München: Kunstmann.

Morgan, E. (1959). *The descent of the child.* New York, Oxford: Oxford University Press.

Morris, D. (1983). *Der Mensch, mit dem wir leben.* München: Droemer/Knaur.

Morris, D. (1994). *The Human Zoo.* London: Vintage.

Moser, T. (1993). *Der Erlöser der Mutter auf dem Weg zu sich selbst.* Frankfurt/M.: Suhrkamp.

Moser, T. (1994). *Symbiose. Halt und Abgrenzung/Vaterkörper, Geburt und Symbolbildung.* Lehrfilm zur psychoanalytischen Körperarbeit. (Bezug: Dr. Tilman Moser, Aumattenweg 3, 79117 Freiburg.).

Mott, F. (1959). *The nature of self.* London: Allen Wingate.

Mott, F. (1960). *The mythology of prenatal life.* London: The Integration Publishing Company.

Mott, F. (1964). *The universal design of creation.* Edenbridge: Mark Beech.

Neumann, E. (2003). *Die große Mutter.* Ostfildern: Patmos.

Nicon, L. (2011). *Befreit von alten Mustern.* München: Junfermann.

Nilsson, L. (1990). *Ein Kind entsteht.* München: Mosaik.

Nixdorff, S. (2012). *Salutogenese und Pränatale Psychologie. Gesundheitsförderung und Prävention in der vorgeburtlichen Lebensspanne.* Heidelberg: Mattes.

Noble, E. (1996). *Primäre Bindungen.* Frankfurt/M.: Fischer.

Obrist, W. (1988). *Die Mutation des Bewußtseins.* Frankfurt/M.: Lang.

Obrist, W. (2013). Der Wandel des Welt- und Menschenbildes im Verlaufe der Neuzeit, unter dem Blickwinkel der Bewusstseins-Evolution betrachtet. In L. Janus (Hrsg.), *Die Psychologie der Mentalitätsentwicklung – vom archaischen zum modernen Bewusstsein* (S. 11–24). Münster: LIT.

Odent, M. (2005). *Es ist nicht egal, wie wir geboren werden. Risiko Kaiserschnitt.* Düsseldorf, Zürich: Walter.

Oesterdiekhoff, G.W. (2013a). *Die Entwicklung der Menschheit von der Kindheitsphase zur Erwachsenenreife.* Wiesbaden: Springer VS.

Oesterdiekhoff, G.W. (2013b). Psycho- und Soziogenese der Menschheit. In L. Janus (Hrsg.), *Die Psychologie der Mentalitätsentwicklung – vom archaischen zum modernen Bewusstsein* (S. 25–51). Münster: LIT.

Parncutt, R. & Kessler, A. (2007). Musik als virtuelle Person. In B. Oberhoff & S. Leikert (Hrsg.), *Die Psyche im Spiegel der Musik* (S. 88–112). Gießen: Psychosozial-Verlag.

Piontelli, A. (1996). *Vom Fetus zum Kind: Die Ursprünge des psychischen Lebens.* Stuttgart: Klett-Cotta.

Plassmann, R. (2013). Prozessorientierte Psychotherapie. *Psychotherapeutenjournal,* 2, 131–137.

Portmann, A. (1969). *Biologische Fragmente zu einer Lehre vom Menschen.* Basel: Schwabe.

Propp, V. (1987). *Die Wurzeln des Zaubermärchens.* München: Hanser.

Raffai, J. (1999). Die größeren Entwicklungschancen des Kindes im Mutterleib durch die Bindungsanalyse. *Int J of Prenatal and Perinatal Psychology and Medicine,* 11, 353–364.

Raffai, J. (2009). Die Tiefendimensionen der Schwangerschaft im Spiegel der Bindungsanalyse. In H. Blazy (Hrsg.), *»Wie wenn man eine innere Stimme hört«. Bindung im pränatalen Raum* (S. 41–50). Heidelberg: Mattes.

Rank O. (1941). *Beyond psychology.* New York: Dover, 1958.

Rank, O, (1907). *Der Künstler.* Wien: Hugo Heller.

Rank, O. (1909). *Der Mythos von der Geburt des Helden. Versuch einer psychologischen Mythendeutung.* Leipzig, Wien: Deuticke, 1922.

Rank, O. (1911). *Die Lohengrinsage.* Leipzig, Wien: Deuticke.

Rank, O. (1924). *Das Trauma der Geburt.* Gießen: Psychosozial-Verlag, 1998.

Rank, O. (1926, 1927, 1931). *Technik der Psychoanalyse.* Gießen: Psychosozial-Verlag, 2006.

Rank, O. (1926). *Die analytische Situation. Technik der Psychoanalyse I.* Leipzig, Wien: Deuticke.

Rank, O. (1927). *Grundzüge einer genetischen Psychologie.* Leipzig, Wien: Deuticke.

Rank, O. (1930). *Seelenglaube und Psychologie. Eine prinzipielle Untersuchung über Ursprung, Entwicklung und Wesen des Seelischen.* Leipzig, Wien: Deuticke.

Rank, O. (1932). *Kunst und Künstler.* Gießen: Psychosozial-Verlag, 2000.

Rank, O. (1936). *Will therapy: An analysis of the therapeutic process in terms of relationship.* New York: Norton.

Rappsilber-Kurt, D. (Hrsg.). (1989). *Ein Traum, den ich nicht vergessen kann.* Tübingen: Gulde Druck.

Reinold, E. (1982). Das vorgeburtliche Verhalten des Feten aus der Sicht des Geburtshelfers. In T. Hau & S. Schindler (Hrsg.), *Pränatale und perinatale Psychosomatik* (S. 161–171). Stuttgart: Hippokrates.

Reiter, A. (2004). Dialektik von Ich-Entwicklung und Individuation bei Gustav H. Graber. In L. Janus (Hrsg.), *Pränatale Psychologie und Psychotherapie* (S. 205–222). Heidelberg: Mattes.

Reiter, A. (Hrsg.). (2005). *Die vorgeburtlichen Wurzeln der Individuation. Die Wiederentdeckung Gustav Hans Grabers.* Heidelberg: Mattes.

Renggli, F. (2001). *Der Ursprung der Angst. Antike Mythen und das Trauma der Geburt.* Düsseldorf: Patmos.

Renggli, F. (2004). Babytherapie. In L. Janus (Hrsg.), *Pränatale Psychologie und Psychotherapie* (S. 159–174). Heidelberg: Mattes.

Renggli, F. (2011). Den Teufelskreis in einen Engelskreis verwandeln – Erfahrungen aus Babytherapien. In H. Levend & L. Janus (Hrsg.), *Bindung beginnt vor der Geburt* (S. 270–285). Heidelberg: Mattes.

Renggli, F. (2013). *Das goldene Tor zum Leben. Wie unser Trauma aus Geburt und Schwangerschaft ausheilen kann.* München: Arkana.

Roellenbleck, E. (1949). *Magna Mater im Alten Testament.* Darmstadt: Wissenschaftliche Buchgemeinschaft.

Scheffler, G. (1990). Kinder- und Jugendlichenpsychotherpie. In L. Janus (Hrsg.), *Das Seelenleben des Ungeborenen – eine Wurzel unseres Unbewußten* (S. 10–21). Pfaffenweiler: Centaurus-Verlagsgesellschaft. [Download: http://www.ludwig-janus.de/images/Downloads/Das_Seelenleben_des_Ungeborenen-Stand30042012.pdf]

Scheffler, G. (2011). »Mir hat die Welt den eigenen Weg gelassen«. Therapeutische Arbeit mit Kindern und Jugendlichen. In L. Janus & H. Levend (Hrsg.), *Bindung beginnt vor der Geburt* (S. 295–304). Heidelberg: Mattes.

Scherf, W. (1982). *Lexikon der Zaubermärchen.* Stuttgart: Kröner.

Schiller, F. (1795). *Das Ideal und das Leben.* Sämtliche Werke, Bd. 1. München: Hanser, 1987.

Schindler, P. (2013). Prä- und perinatale Traumatisierungen in der Psychotherapie. In L. Janus (Hrsg.), *Die pränatale Dimension in der Psychotherapie* (S. 149–158). Heidelberg: Mattes.

Schindler, S. (Hrsg.). (1982). *Geburt. Eintritt in eine neue Welt.* Göttingen: Hogrefe.

Schindler, S. & Zimprich, H. (Hrsg.). (1983). *Ökologie der Perinatalzeit.* Stuttgart: Hippokrates.

Schüffel, W. (2013). Wie kann das Symptom zur aktualisierten Brücke vom Präverbalen zum Transverbalen werden? In L. Janus (Hrsg.), *Die pränatale Dimension in der psychosomatischen Medizin* (S. 18–32). Gießen: Psychosozial-Verlag.

Schüffel, W. (Hrsg.). (2012). *Wartburgphänomen Gesundheit. Eine Anthologie der Selbstwirksamkeit.* Halle: Projekte-Verlag.

Schwartz, P. (1964). *Geburtsschäden bei Neugeborenen.* Jena: Gustav Fischer.

Share, L. (1996). Dreams and the reconstruction of the infant trauma. *Int J of Prenatal and Perinatal Psychology and Medicine, 8*(3), 295–316.

Simon, A. (1988). *Beckett.* Frankfurt/M.: Suhrkamp.

Sloterdijk, P. (1986). 10 kleine, teils freche, teils begründete Bemerkungen zum Komplex Philosophie, Psychologie und Existenz. *Gruppenpsychotherapie und Gruppendynamik, 22*, 256–262.

Sloterdijk, P. (1998). *Sphären I.* Frankfurt/M.: Suhrkamp.

Sloterdijk, P. (1999). *Sphären II.* Frankfurt/M.: Suhrkamp.

Sloterdijk, P. (2004). *Sphären III.* Frankfurt/M.: Suhrkamp.

Sonne, J. (1996). Interpreting the dread of being aborted to models of therapy and models of mind. *Int J of Prenatal and Perinatal Psychology and Medicine, 8*(3), 317–340.

Stern, D. (1992). *Die Lebenserfahrung des Säuglings.* Stuttgart: Klett-Cotta.

Stulz-Koller, A. (2013). Über die Kunst des Drachenbändigens. In L. Janus (Hrsg.), *Die pränatale Dimension in der Psychotherapie* (S. 22–47). Heidelberg: Mattes.

Stulz-Koller, A. (2014). Therapiegeschichten zu prä- und perinatalen Erfahrungen. Wie Kleinkinder prä- und perinatale Erfahrungen in der Psychotherapie zum Ausdruck bringen. In K. Evertz, L. Janus & R. Linder (Hrsg.), *Lehrbuch der Pränatalen Psychologie* (S. 355–382). Heidelberg: Mattes.

Sutton-Smith, B. (1981). *The folkstories of children.* Philadelphia: University of Pennsylvania Press.

Terry, K. (2014). *Vom Weinen zum Schmusen.* Wien: Jentzsch.

Trevathan, W.R. (1987). *Human birth.* New York: Aldine de Gruyter.

Trunz (1967). Anmerkungen des Herausgebers. In *Goethes Werke, Bd. 2.* Hamburg: Wegener.

Unfried, N. (1999). Erfahrungsbilanz bei Behandlung von Kindern mit prä- und perinatalen Traumen. *Int J of Prenatal and Perinatal Psychology and Medicine, 11*(4), S. 518–528.

Van den Bergh, B. (2002). The effect of maternal stress and anxiety in prenatal life on fetus and child. In L. Janus (Hrsg.), *The significance of the earliest phases of childhood for later life and for society* (S. 37–46). [Download: http://www.ludwig-janus.de/images/Downloads/Vienna-Symposium2001.pdf]

Van den Bergh, B. (2005). Über die Folgen negativer mütterlicher Emotionalität während der Schwangerschaft. In I. Krens & H. Krens (Hrsg.), *Grundlagen einer vorgeburtlichen Psychologie* (S. 94–105). Göttingen: Vandenhoeck & Ruprecht.

Van den Bergh, B. (2013). Die fötale Programmierung von Kognition und Emotion. In L. Janus (Hrsg.), *Die pränatale Dimension in der Psychotherapie* (S. 11–17). Heidelberg: Mattes.

Van den Bergh, B. (2014). Antenatal maternal anxiety and stress and the neurobehavioural development of the fetus and child: links and possible mechanisms. A review. In K. Evertz, L. Janus & R. Linder (Hrsg.), *Lehrbuch der Pränatalen Psychologie* (S. 70–103). Heidelberg: Mattes.

van Gennep, A. (1909). *Übergangsriten.* Frankfurt/M.: Campus, 1986.

Verny, T. (1981). *Das Seelenleben des Ungeborenen.* München: Rogner & Bernhard.

Verny, T. (2014). *The Pre- and Perinatal Origins of Childhood and Adult Diseases and Personality Disorders.* In K. Evertz, L. Janus & R. Linder (Hrsg.), *Lehrbuch der Pränatalen Psychologie* (S. 50–69). Heidelberg: Mattes.

Verny, T. & Weintraub, P. (2003). *Das Baby von morgen.* Frankfurt/M.: Zweitausendeins.

Volz-Boers, U. (2008). Körperempfindungen des Analytikers als Zugang zu perinataler Traumatisierung. *Int J Prenatal and Perinatal Psychology and Medicine,* 20(1/2), 113–122.

Wasdell, D. (1993). *Die pränatalen und perinatalen Wurzeln von Religion und Krieg.* Freiburg: Centaurus.

Wilke, M. (2013). Eine erstaunliche Entdeckung. Von Revivre Sensoriellement zu Tipi. In L. Janus (Hrsg.), *Die pränatale Dimension in der Psychotherapie* (S. 281–298). Heidelberg: Mattes.

Winnicott, D.W. (1949). Birth memories. *Int J Prenat Perinat Studies, 4*(1/2), 17–33, 1992.

Wittenberger, G. & Tögel, C. (Hrsg.). *Die Rundbriefe des »Geheimen Komitees«* (Bd. 4: 1923–1927). Tübingen: Edition Diskord.